U0245838

相约老年健康
科 普 丛 书

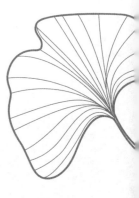

相约老年健康科普丛书

北京老年医院
组织编写

老年人 吃出健康好身体

主　编　李方玲

副主编　姬长珍
　　　　王　垚

编　者（按姓氏笔画排序）
　　　于志丹　北京老年医院
　　　王　垚　北京老年医院
　　　王新宇　北京老年医院
　　　王慧芳　天津市河东区上杭路街社区卫生服务中心
　　　刘海华　北京老年医院
　　　李　红　北京老年医院
　　　李方玲　北京老年医院
　　　李金辉　北京老年医院
　　　孟　一　北京老年医院
　　　姬长珍　北京老年医院

主　审　禹　震

人民卫生出版社
·北京·

相约老年健康
科普丛书

编写委员会

顾　　问　潘苏彦

总 主 编　禹　震

副总主编　宋岳涛　郑　曦　马　毅

编　　委　李方玲　陈雪丽　李长青

　　　　　吕继辉　杨颖娜　李　翔

截至 2022 年底，我国 60 岁及以上老年人口达 2.8 亿，占总人口的 19.8%；65 岁及以上老年人口近 2.1 亿，占总人口的 14.9%。"十四五"期间，60 岁及以上老年人口预计超过 3 亿，占比将超过 20%，我国将进入中度老龄化社会。预计到 2035 年左右，60 岁及以上老年人口将突破 4 亿，占比将超过 30%，我国将进入重度老龄化社会。中国不仅是人口大国，还是世界老年人口大国。老人安则家庭安，家庭安则社会安，面对快速发展的人口老龄化形势，面对世界绝无仅有的老年人口规模，如何走出一条有中国特色的应对人口老龄化之路，实现及时、综合、科学应对，是摆在党和政府及全体中国人面前的一个重要课题。

党的十九届五中全会明确提出"实施积极应对人口老龄化国家战略"，这是以习近平同志为核心的党中央在我国进入新发展阶段、开启社会主义现代化国家建设新征程之际作出的重大判断，是从党和国家事业发展全局出发作出的重大部署。2021 年重阳节前夕，习近平总书记对老龄工作作出重要指示，强调贯彻落实积极应对人口老龄化国家战略，把积极老龄观、健康老龄化理念融入经济社会发展全过程。党的二十大报告提出"推进健康中国建设""把保障人民健康放在优先发展的战略位置"和"实施积极应对人口老龄化国家战略"。推进实现健康老龄化是民之所需、国之所愿的大好事，是新时代我国最主动、最经济有效、最可持续、最符合国情的应对人口老龄化的方式和举措，也最能体现人民至上、生命至上的宗旨。

为把健康老龄化落到实处，实现"生得要优、养得要壮、活得要好、老得要慢、病得要晚、走得要安"的目标，北京市积极构建以健康教育、预防保健、疾病诊治、康复护理、长期照护、安宁疗护为主要内容的综合连续、覆盖城乡、就近就便的老年健康服务体系和"预防、治疗、照护"三位一体的老年健康服务模式。北京老年医院作为全国著名的以老年健康服务为特色的三级医院，积极参与国家及北京市健康老龄化研究和项目的推进，同时还承担了北京市老年健康和医养结合服务指导中心的工作，统筹推进全市健康老龄化的实施，老年友善医疗机构建设等多项成果被国家卫生健康委员会上升为国家政策在全国推广，为全市和全国健康老龄化的实施作出了贡献。

常言道，最好的医生是自己，最好的医院是厨房，最好的药物是食物。每个人是自己健康的第一责任人，在维护自身健康的过程中，个人和家庭的生活方式发挥着关键性的主导作用。北京老年医院组织编写的《相约老年健康科普丛书》共6个分册，是专门写给老年朋友的科普著作，非常实用。本套丛书语言流畅，图文并茂，内容深入浅出，真正道出老年健康的真谛。民以食为天，《老年人吃出健康好身体》分册讲出了饮食健康在老年人维护自身健康中发挥着最基础、最重要的作用，只有合理膳食，保持营养平衡，才能保障人体各组织结构的稳定、新陈代谢作用的发挥和各种功能的高效协同。生命在于运动，《老年人运动健康一本通》分册道出运动是开启老年人身心健康之门的"金钥匙"，愿老年人始终保持充沛的精力和持续的运动功能，生命不息，运动不止。睡眠是保持身心健康的良药，也是解决烦恼问题的法宝，更是提高认知能力的补品，《老年人睡出健康病不扰》分册指明了睡眠在保障老年人健康方面的关键作用，人生约有1/3的时光是在睡眠中度过的，良好的睡眠为我们送来健康的身体、清醒的头脑、快乐的心情、平静的心态、良好的记忆、美丽的容颜、幸福的生活和精彩的世界。精神健康是保障人体身心健康的重要基石之一，《老年人精神健康小处方》分册送给老年人保持心情舒畅、排解忧愁、解除烦恼、远离焦虑、免除抑郁、避免失智、永葆认知的秘诀。做好安全防范，防微杜渐，可以免除日常生活中的许多麻烦，《老年人日常安全小知识》分册教给老年人如何防范居家生活中的用电、用气、用火和被盗风险，如何保障起居安全、出行安全、饮食安全、用药安全和财产安全等，小心驶得万年船，对于老年人更加适用。自身的健康命运掌握在自己手中，《老年人小病小痛小对策》分册为老年人送去了祛病强身、解除病痛的许多小策略、小妙招，达到疾病早预防、早发现、早诊断、早治疗、早康复之目的，起到事半功倍的作用。

聚沙成塔、集腋成裘，一件件看似每日都在重复的小事，构成了保障老年人乐享晚年健康生活、提高生命质量的一块块基石。本套丛书贴近老年人的生活，针对老年人的需求，真正体现了以老年人的健康为中心，相信本套丛书会给老年人维护自身健康指点迷津、传经送宝，为老年人答疑解惑，成为老年人生活中的良师益友。

最后，愿北京老年医院在积极应对人口老龄化的国家战略中发挥更大更重要的作用，百尺竿头更进一步！在此，向本丛书的所有参与者、支持者表示敬意和感谢！

王小娥
北京市卫生健康委员会党委委员
北京市老龄工作委员会办公室常务副主任
2023 年 3 月

序

二

党的十九届五中全会明确提出"实施积极应对人口老龄化国家战略"。《健康中国行动（2019—2030 年）》的"老年健康促进行动"中指出："我国老年人整体健康状况不容乐观……患有一种及以上慢性病的比例高达75%。失能、部分失能老年人约 4 000 万。开展老年健康促进行动，对于提高老年人的健康水平、改善老年人生活质量、实现健康老龄化具有重要意义。"老年人应改善营养状况、加强体育锻炼、参加定期体检、做好慢性病管理、促进精神健康、注意安全用药和家庭支持。为了更好地推进"老年健康促进行动"，北京老年医院组织编写《相约老年健康科普丛书》，共 6 册，分别从老年人的营养健康、运动健康、睡眠健康、精神健康、日常安全和慢性病防控等方面给予指导，目的是让老年人提高自身的健康素养，提升主动健康的能力和水平，达到强身健体、延年益寿、享有高品质生活之目的。

没有老年健康，就没有全民健康。老年人是一个特殊群体，随着年龄逐渐增长，会出现身体结构老化、功能退化、多病共存、多重用药、认知下降、心境不佳、适应不良、地位弱化、脆性增加和风险增大等一系列表现，且生理性衰老、心理性衰老和社会性衰老会越来越突出。维护好老年人的健康，实质上是一项复杂且系统的工程，要做好这一工程，最重要也是最经济的措施之一就是做好老年人的健康教育和预防保健工作。如何才能保障老年人的健康？就老年人个体而言，应坚持不懈地学习和掌握老年健康的相关知识和基本技能，在日常的生活中真正做到合理膳食、戒烟限酒、适量运动和心理平衡；就老年人家庭而言，应为老年人创建膳食平衡的饮食环境、便于出行的生活环境、舒适安全的居住环境和心情舒畅的文化环境；就老年医疗卫生机构而言，应为老年人创建涵盖健康促进、预防保健、慢性病防控、急性疾病医疗、中期照护、长期照护和安宁疗护等综合连续的老年健康服务；就国家而言，应为老年人创建老有所养、老有所医、老有所学、老有所为、老有所乐的社会环境。只有充分动员全社会的力量，才能将老年健康促进行动落到实处，才能真正实现健康老龄化的伟大战略目标。

北京老年医院是全国老年医院联盟的理事长单位，是老年友善医疗机构建设的发起者，是全国老年健康服务体系建设的龙头单位，也是北京市老年健康与医养结合服务指导中心和北京市中西医结合老年病学研究所的所在机构。北京老年医院人始终坚持促进老年健康、增进老年福祉的责任担当和使命，先后主持编写《健康大百科——老年篇》《健康大百科——老年常见健康问题篇》和《权威专家解读科学就医系列——老年人就医指导》等科普著作，深受读者的好评，愿本套《相约老年健康科普丛书》更能成为老年人的良师益友，引导老年人始终拥抱健康、享受健康。

本套丛书的编写，得到了北京市卫生健康委员会、北京市医院管理中心、北京市老龄工作委员会办公室的大力支持，得益于全市多家医疗机构科普专家的通力合作，在此一并致以最诚挚的谢意！

由于编写时间仓促和编写者水平有限，书中难免存在缺点和错误，愿老年读者朋友们不吝赐教。

禹 震

北京老年医院院长

2023 年 3 月

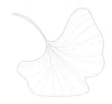
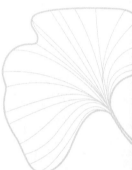

老年人

吃出健康好身体

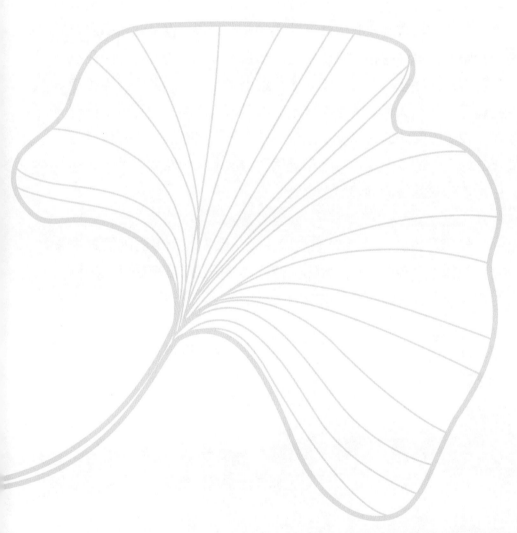

前言

　　二千多年前，孔子"食不厌精，脍不厌细"的"美食语录"，某种程度上决定了中国的饮食传统，造就了享誉世界的东方美食。百岁药王孙思邈言传身教"安身之本，必资于食……食能排邪而安脏腑，悦神爽志以资气血"，指出了饮食不只是生命的基本需求，好的饮食、饮食习惯还可以延年益寿。

　　我国自 1999 年进入老龄社会，患慢性非传染性疾病的老年人越来越多，这影响了老年人的健康和生活质量，而不良饮食习惯引起的疾病与营养等问题也日益突显。如何吃出健康好身体，是老年人最为关注的重点话题之一，国家也将"普及营养膳食"列入了《"十四五"健康老龄化规划》之中。

　　本书从老年人的日常饮食、老年人常见病饮食、中国传统饮食文化三方面，介绍了老年人生活中常见的膳食问题，帮助老年人在享受美味的同时，得到全面的营养、健康的身心。希望老年朋友及其家人能开卷有益！

李方玲

2023 年 3 月

老年人

吃出健康好身体

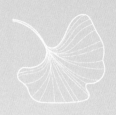
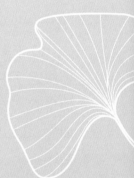
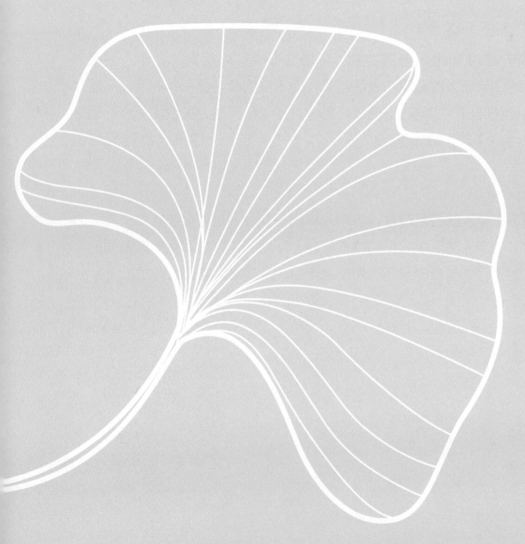

目录

一、老年人的日常饮食

二、老年人常见病饮食

三、中国传统饮食文化

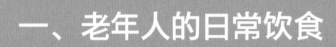

老年人
吃出健康好身体

一、老年人的日常饮食

1. 为什么说能"吃"出健康好身体

俗话说"民以食为天",可见"吃"对于人类的重要性。从我们诞生之日起,"吃"就是人生中的头等大事,比什么都重要。很多年以前,人们成天为吃饭发愁,见面的第一句话总是说:"你吃饭了吗?"如今,我们的生活水平一天比一天好,从"吃了吗"到"讲卫生地吃",而今到了推崇"健康饮食"。

饮食是人类维持生命的基本条件,科学合理的饮食能够保证生命体正常运转。没有充足的营养摄入,会影响机体的生长发育以及对疾病的抵抗能力,饮食不合理也会影响健康。饮食习惯有悖于科学,无异于在透支健康,甚至可能"吃出病来"。

老年人是患慢性病的主要群体,这与饮食关系密切。要想活得健康愉快、充满活力和智慧,就不能仅满足于"吃得香"饱口腹,还必须考虑饮食的合理调配,保证人体所需的各种营养素摄入充足且平衡。

(李方玲)

2. 风靡世界的地中海饮食是什么

地中海饮食模式在 20 世纪末被世界卫生组织推荐为最适合人类健康的饮食模式,并在全世界范围内推广。那么地中海饮食是什么呢?地中海饮食(Mediterranean diet),泛指希腊、西班牙、法国和意大利南部等处于地中海沿岸的南欧各国以蔬菜水果、鱼类、五谷杂粮、豆类和橄榄油为主的饮食风格。目前已经有大量的研究发现地中海饮食可以减少患心脏病的风险，还可以保护大脑免受血管损伤，降低发生脑卒中和记忆减退的风险。

地中海饮食的主要特点：

第一是富含植物性食物，包括蔬菜、水果、谷物、坚果、豆类等。地中海饮食模式中蔬菜常作沙拉食用，最大限度地保存了蔬果中的营养；谷物也更多选择少加工，更天然的粗粮极大地保留了其中的营养物质。

第二是每周食用鱼类、禽肉和蛋类。鱼类、禽肉以及禽蛋是地中海饮食模式中最主要的蛋白质来源。

第三是适量饮用奶制品。酸奶和奶酪是地中海饮食中常见的奶制品，其中含有丰富的优质蛋白质。

第四是食物加工程度低。地中海饮食的食物大多追求原汁原味，很少对食品进行过多的加工，且只用当季当地的食材，新鲜度高。

第五是很少食用红肉。研究发现，红肉的摄入量与心血管疾病发生风险成正比。

第六是偶尔饮用红酒。地中海饮食模式中红酒必不可少，当地的大部分成年人都有少量饮用红酒的习惯。红酒中所含的白藜芦醇，能够减少心血管疾病发生风险。

（姬长珍）

3. 有适合中国人的饮食模式吗

《中国居民膳食指南》是国家委托中国营养学会组织专家，根据营养学原则，结合我国居民营养现况问题而编撰的，用以帮助人们合理选择食物，改善营养和健康，减少或预防慢性病发生，提高国民身体素质。

《中国居民膳食指南》在我国已有 30 多年的历史，是一部深入人心的营养宝典。1989 年，中国营养学会首次发布膳食指南，随后在 1997 年、2007 年、2016 年进行修订。基于近年来的科学研究证据，2022 年中国营养学会发布了《中国居民膳食指南（2022）》，使用通俗易懂的语言，最直接地指导老百姓在吃喝方面应该做什么，以及怎么做更科学、更健康。

最新版的膳食指南首次定义和推荐了一种新的膳食模式——东方健康膳食模式（Eastern healthy diet pattern，EHDP）。以我国东南沿海一带膳食结构为主的饮食称为东方健康膳食模式，以上海、江苏、福建等地为主要代表，这些地区居民的高血压、心血管疾病发生率和死亡率低，预期寿命高。该膳食模式的主要特点是食物多样、谷类为主、清淡少盐、蔬菜水果充足、鱼虾等水产品丰富、奶类豆类丰富。可以说，东方健康膳食模式的核心特点比较接近中国居民平衡膳食的理想模式，是适合中国人的饮食模式。

中国居民平衡膳食宝塔是根据《中国居民膳食指南（2022）》的准则和核心推荐，把平衡膳食原则转化为各类食物的数量及其所占比例的图形化表示。

中国居民平衡膳食宝塔（2022）

Chinese Food Guide Pagoda(2022)

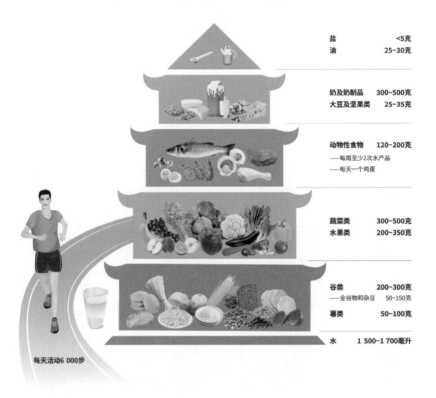

盐　　　　　　　<5克
油　　　　　　　25~30克

奶及奶制品　　　300~500克
大豆及坚果类　　25~35克

动物性食物　　　120~200克
　——每周至少2次水产品
　——每天一个鸡蛋

蔬菜类　　　　　300~500克
水果类　　　　　200~350克

谷类　　　　　　200~300克
　——全谷物和杂豆　50~150克
薯类　　　　　　50~100克

水　　　1 500~1 700毫升

每天活动6 000步

（姬长珍）

4. 专家推荐的适合中国老年人的饮食模式

　　由中国营养学会编写的《中国老年人膳食指南（2022）》是《中国居民膳食指南（2022）》重要组成部分，适用于 65 岁及以上的老年人，分为一般老年人膳食指南（适用于 65 ~ 79 岁人群）和高龄老年人膳食指南（适用于 80 岁及以上人群）两部分。两个指南是在一般人群平衡膳食指南的基础上，针对老年人特点的补充建议。

一般老年人膳食指南：

核心推荐

● 食物品种丰富，动物性食物充足，常吃大豆制品。

老年人需要更加注意丰富食物品种，主食粗细搭配，努力做到餐餐有蔬菜。不同品种的蔬菜所含营养成分差异较大，应特别注意多选深色叶菜，如油菜、青菜、菠菜等。尽可能选择不同种类的水果，摄入足够量的动物性食物和大豆类食品。动物性食物富含优质蛋白质，微量营养素的吸收、利用率高，有利于减少老年人贫血，延缓肌肉衰减的发生。动物性食物的摄入总量争取达到每天 120~150g，奶类及奶制品的推荐摄入量为每天 300~400ml。

● 鼓励共同进餐，保持良好食欲，享受食物美味。

为老年人用餐营造良好氛围，鼓励共同挑选、制作、品尝、评论食物，老年人和照护人员应采取积极措施，避免营养不良的发生。适度增加身体活动量，增强身体对营养的需求，提升进食欲望。采取不同烹调方式，丰富食物的色泽、风味，增加食物本身的吸引力。

科学宣传食物在维护生命健康方面的基础作用，让老年人更多地体验不同种类食物的美好滋味，心情愉悦地享受晚年生活。

● 积极户外活动，延缓肌肉衰减，保持适宜体重。

生命在于运动，老年人更应该认识到"动则有益"

的重要性，减少日常生活中坐着和躺着的时间，起身倒杯水、伸伸臂、踢踢腿、弯弯腰，减少久坐等静态时间。在日常生活中，应主动、积极地锻炼身体，选择散步、快走、太极拳等动作缓慢、柔和的运动方式，特别是户外活动，可以更多地呼吸新鲜空气、接受阳光，促进体内维生素 D 合成，延缓骨质疏松和肌肉衰减的进程。

● 定期健康体检，测评营养状况，预防营养缺乏。

需要关注老年人的体重变化，定期测量。不要求偏胖的老年人快速降低体重，而是应维持在一个比较稳定的范围内。在没有主动采取措施减重的情况下出现体重明显下降时，要主动去做营养和医学咨询。

高龄老年人膳食指南：

核心推荐

● 食物多样，鼓励多种方式进食。
● 选择质地细软，能量和营养素密度高的食物。
● 多吃鱼禽肉蛋奶和豆，适量蔬菜配水果。
● 关注体重丢失，定期营养筛查评估，预防营养不良。
● 适时合理补充营养，提高生活质量。
● 坚持健身与益智活动，促进身心健康。

（姬长珍）

老年人吃出健康好身体

5. 为什么每天最好摄入 12 种以上食物

食物多样化是实现平衡膳食的基本途径。食物可分为五大类，包括谷薯类、蔬菜水果类、畜禽鱼蛋奶类、大豆坚果类和油脂类，不同食物中的营养素及其他有益膳食成分的种类和含量不同。除母乳对婴儿外，任何一种天然食物都不能提供人体所需的全部营养素。因此，只有广泛摄取多种多样的食物，才能满足人体的各种营养需要，达到合理营养、促进健康的目的。要做到平衡膳食必须保证食物多样化，包括食物类别和品种的多样化，每天要吃到五大类食物中的多种食物，不偏食、不挑食，并且要注意荤素搭配、颜色搭配、形式多样、口味多样等。

《中国居民膳食指南（2022）》建议我国居民平均每天摄入不重复的食物种类达到 12 种以上，每周达到 25 种以上，烹调油和调味品不计算在内。按照一日三餐食物种类分配，早餐摄入 4~5 种，午餐摄入 5~6 种，晚餐 4~5 种，零食 1~2 种。要做到食物多样化并不难，尽量选择小份量食物，每样食物吃少点，就可以种类多一些；另外还要进行食物巧搭配，如粗细搭配、荤素搭配、颜色搭配，一段时间内同类型食物可以进行交换，以促进食物多样性。

（姬长珍）

6. 主食吃得越少越好吗

我国的传统饮食结构把谷类食物作为主食，但随着生活条件的提高，人们越来越重视副食的重要性，餐桌上似乎主食的地位越来越被弱化。很多人对碳水化合物抵触，觉得低碳水等于健康。但科学研究表明，碳水化合物摄入太多或太少都会增加死亡率，适量摄入最好。

谷类食物的种类很多，主要有大米、小麦、玉米、高粱、小米、大麦、燕麦、荞麦等。谷类中营养成分非常丰富，碳水化合物一般占重量的 75% ~ 80%，蛋白质占 8% ~ 10%，脂肪占 1% 左右，是人体所需维生素 B_1、膳食纤维的重要来源。谷类的最大贡献就是为我们提供身体所需要的能量，谷类为主的膳食可避免西方以肉类和油脂为主要能量来源的膳食模式导致高热量、高脂肪、低膳食纤维的弊端，对预防心脑血管疾病、糖尿病和癌症有益。

提倡谷类为主，强调膳食中谷类食物应是提供能量的主要来源，应该达到一半以上。这样既可提供充足的能量，又可避免摄入过多的脂肪及含脂肪较高的动物性食物，有利于预防相关慢性病的发生。食用谷类太少，会对身体产生极大的危害，所以每日饮食一定要保证谷类食物的摄入量。很多糖尿病患者通过不吃主食来控制血糖，一些肥胖人士认为不吃主食就能减肥，这些都是不正确的。

（姬长珍）

7. 粗细粮怎么搭配更合理

人们吃的主食越来越精细，基本上都是精白米、精白面等，而这些细粮在反复碾轧加工过程中，集中在谷物外层的 B 族维生

　　　　　　　　　　老年人吃出健康好身体

素和矿物质等都会损失掉，长期吃精白米面，会引起多种营养素的缺乏。所以营养学家提出了"讲营养吃粗粮"的口号。如今，粗粮的好处被越来越多的人所熟知。

粗粮包括精米白面以外的谷类和豆类，如小米、玉米、荞麦、燕麦、高粱、大豆、绿豆、蚕豆等，粗粮中含有丰富的膳食纤维、B族维生素和矿物质，可以促进肠蠕动和排便，促进胆汁的排泄，降低血清胆固醇水平，同时其富含的植物化学物具有抗氧化、预防动脉硬化、降低心脑血管疾病危险性的作用。

然而，许多老年人又进入了另一个误区，即认为粗粮吃得越多越好，甚至一天三顿都吃粗粮，这种观点也是不科学的。这是因为，老年人消化器官生理功能减弱，咀嚼功能和胃肠蠕动减弱，消化液分泌减少，吃粗粮过多不但口感不好，还会增加胃肠负担，不容易消化吸收。所以，正确的观点应该是粗细搭配、粗粮细作。

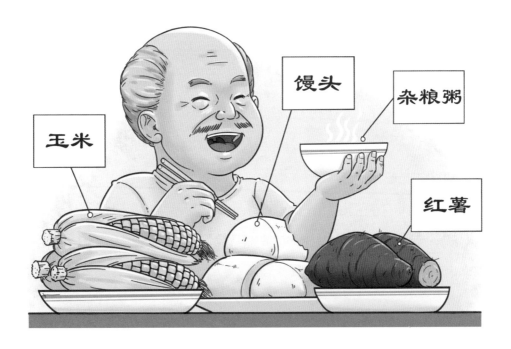

玉米　馒头　杂粮粥　红薯

中国营养学会建议每天摄入谷类食物 200~300g，其中包含全谷物和杂豆类（粗粮）50~150g，太少或过多都不好。老年人吃粗粮最好粗粮细做、巧做，尽量蒸煮，少油炸，如窝窝头、豆包、杂粮粥等都是非常好的做法。

（姬长珍）

8. 吃面粉也会拉肚子吗

吃面粉也会拉肚子？这可能颠覆了许多人的认识。临床上确实有部分人会在进食面食类、鸡蛋、花生和大豆类食物后出现呕吐和腹泻，这些人做过敏原检测提示麦麸类过敏。这可能是一种由于个体携带易感基因 *HLA-DQ* 而引起的麸质敏感性肠病。临床表现为慢性或间歇性腹泻（特别是脂肪泻）或便秘、腹部痉挛疼痛、腹胀、消化不良、胃食管反流及体重减轻，可伴有因小肠吸收障碍导致的贫血、生长发育迟缓、骨密度降低等。

对于麸质引起腹泻的人群，终身无麸质饮食是首要关键因素。麸质是一种存在于麦粒中的蛋白质，其常见的食物有：馒头、面条、通心粉、麦片、蛋糕、饼干以及各种用面粉制作的西点，麦芽类制品，如啤酒、面筋、糕点以及麦类制的饮料、酒类等。所以，吃面粉拉肚子的人群，同时也要远离啤酒、糕点这类食物及饮料、酒类。另外，可咨询有经验的营养师，进行疾病的相关教育。

（王垚）

　　　　　　　　　　　　老年人吃出健康好身体

9. 薯类可以替代主食吗

常见的薯类食物有马铃薯（又称土豆、洋芋等）、甘薯（又称红薯、山芋、地瓜等）、芋头、山药和木薯等。薯类中的碳水化合物含量在20%左右，蛋白质、脂肪含量较低。薯类含有多种微量元素，如维生素C、β-胡萝卜素、钾等，膳食纤维的含量比较丰富。

薯类所含的能量低于粮谷类食物，如100g马铃薯仅含有76kcal能量，同等量的稻米含有能量346kcal，是其4.6倍。薯类富含钾，维生素C含量也比粮谷类高。每100g马铃薯含27mg维生素C，而粮谷类中含的维生素C非常少。薯类还含丰富的膳食纤维，包括纤维素、半纤维素和果胶等，这些都是精制米面中较为缺乏的。薯类兼具蔬菜和粮食类食物的特点，既可以当作粮食，也可以当作蔬菜。我国居民常把土豆和芋头当作蔬菜来食用，例如醋熘土豆丝、芋头蒸扣肉等。而在西方国家，土豆就是一种常见的主食，例如土豆泥。需要注意的是，就淀粉而言，薯类是可以代替部分粮食的，而且维生素、矿物质的含量还高过普通粮食，但是如果每天吃很多薯类完全替代主食是不科学的。因为薯类的蛋白质含量低于谷物粮食，而且脂肪含量也很低，在没有足够的动物性食品的情况下，容易导致营养不足，不利于身体健康。

《中国居民膳食指南（2022）》建议每天摄入薯类50～100g。同时，薯类的吃法对健康很重要。薯类主食化，马铃薯和红薯经蒸、煮或烤后可直接替代部分主食食用，也可以切块放入大米中经烹煮后同食。薯类还可以做菜肴，与蔬菜或肉类搭配烹调，如土豆炖牛肉、山药炖排骨等。薯类还可以作零食，如红薯干及其他非油炸的薯类零食制品。

（姬长珍）

10. 吃素更长寿的说法对吗

民间经常传有"吃素能长寿"的说法。在日常生活中，确实有些老年人坚持长期食用素食，很少或几乎不吃荤食；还有些老年人是为了减肥，达到"有钱难买老来瘦"的目标；或者有些老年高血压患者为了防止血压升高，坚持禁荤，长期吃素。这些实际上是对身心健康有害的做法。

从营养学方面讲，在多数情况下，人体所需的营养物质都是通过饮食摄入的。合理的营养应该坚持荤素搭配，平衡膳食，使人体营养摄入全面，从而达到养生延寿的目的。人体必须每天从饮食中摄入足够的糖类、蛋白质、脂肪、维生素和矿物质，老年人如果单纯长期素食，会导致营养失衡，降低机体的抗病能力，反而会加快人体衰老的进程。动物蛋白含有丰富的人体必需氨基酸，价值极高，属于优质蛋白质，极易被人体吸收和利用。长期吃素容易造成缺铁性贫血，植物性食物中的非血红蛋白铁难以吸收，而动物性食物中的血红蛋白铁吸收率较高，吃肉类是机体摄取铁元素的重要途径。另外，植物性食物中的锰元素也很难被人体吸收，肉类食物中锰元素虽少，却很容易被人体吸收，吃肉类也是摄取锰元素的重要途径。

因此，"吃素能长寿"的说法是没有科学根据的，老年人不宜长期吃素。当然，老年人吃荤食也要注意节制，不可暴饮暴

老年人吃出健康好身体

食。合理膳食，才是健康之根本。

（姬长珍）

11. 老年人应怎样选择"好蛋白"

蛋白质包括植物蛋白和动物蛋白。植物性蛋白质食物中，大豆含有 35%~40% 的蛋白质，是植物性食物中含蛋白质最多的食品，同时，其氨基酸组成也最接近人体需要，是植物性蛋白质食物中优质蛋白质的来源。动物性蛋白质食物有禽、畜、鱼和蛋等，营养价值优于植物蛋白，是人体优质蛋白质的重要来源，建议每天摄入动物性食物 120~200g。

老年人宜选择质软、易消化吸收的优质蛋白质。比如，大豆的蛋白质消化率只有 65%，经过加工后，豆浆的消化率为 85%，豆腐的消化率为 92%~96%；鱼类质软，营养价值与畜、禽肉相近，并且富含多不饱和脂肪酸，具有预防大脑衰退、降低血脂、预防动脉粥样硬化等功能；鸡蛋含有人体所需的各种氨基酸，而且氨基酸组成与合成人体组织蛋白所需的组成模式相近，易消化吸收，是最理想的天然优质蛋白质，也是非常适合老年人食用的优质蛋白质。

为了保证膳食蛋白质的质量，在膳食中应有一定数量的优质蛋白质。特别是老年人，一般建议动物蛋白和大豆蛋白应占膳食蛋白质总量的 30%~50%。

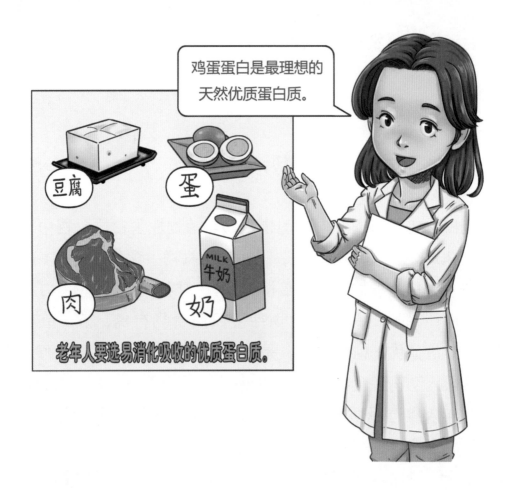

（姬长珍）

12. 各种肉类食物的营养价值

肉类食物是我们膳食结构的重要组成部分，为人体提供优质动物蛋白、脂肪、维生素和矿物质，是营养价值较高的食物资源，包括畜肉、禽肉和水产品三大类。

畜肉类指猪、羊、牛等牲畜的肌肉、头、骨、内脏、蹄、血及其制品。蛋白质主要存在于肌肉组织中，含量为 10% ~ 20%。脂肪含量因部位、品种等不同差异较大，如猪肥肉脂肪占 90%，多数为饱和脂肪酸，主要成分是甘油三酯，也就是"油"。内脏则含胆固醇较高，所以胆固醇高的老年人应避免食用。畜肉类富含丰富的维生素以及矿物质，比如维生素 A、B 族维生素、铁和磷等。另外，由于铁以血红蛋白形式存在，生物利用率高，所以红肉类也是膳食中铁的良好来源。

禽肉类主要指的是家禽，如鸡、鸭、鹅等。其营养价值与畜肉类相似，不同点为脂肪含量较少，并且含氮浸出物多，所以禽肉类炖汤的味道特别鲜美。

水产品有鱼、虾、蟹、贝等。以鱼为例，其肌肉中的蛋白质含量为 15%~25%，鱼的肌肉纤维细短，肉质软嫩，营养素含量丰富，并且较畜禽类易消化吸收，非常适合老年人食用。鱼类脂肪最显著的特点是富含多不饱和脂肪酸，主要有二十碳五烯酸（EPA）和二十二碳六烯酸（DHA），研究发现这两种物质具有促进大脑发育、预防大脑衰退、预防动脉粥样硬化和降血脂等作用。鱼类也是维生素和矿物质的良好来源，比如海产鱼含碘丰富，钙含量也较畜禽肉类高，海鱼的肝脏更是富集维生素 A 和维生素 D 的食物。

肉类食物的营养价值都很高，不存在高低之分，但是"各有所长"，老年人结合自身饮食习惯，均衡搭配是最好的。

（姬长珍）

13. "红白肉"是什么

"红白肉"一般是按照烹调前的颜色来分类的。烹调前颜色鲜红的肉称为红肉，比如常吃的猪肉、牛肉、羊肉、驴肉等哺乳动物的肉；而烹调前颜色较浅的肉属于白肉，如常吃的鸡、鸭、鹅、鱼、虾、蟹、牡蛎、蛤蜊等非哺乳动物的肉。但也有例外，如三文鱼和兔肉虽然烹调前颜色鲜红，但营养特点更接近白肉。

与白肉相比，红肉中含的脂肪多，并且其中的饱和脂肪酸多。即使在红肉的瘦肉中，脂肪的含量也不少。同样重量的肉中，猪肉的脂肪含量最高，羊肉次之，牛肉最低。鸡、鸭肉的脂肪含量较低，不饱和脂肪酸含量较高。鱼类的脂肪含量一般较低，并且含有较多的多不饱和脂肪酸，深海鱼类中富含 EPA 和 DHA，对预防血脂异常和心脑血管疾病有一定作用。

每类、每种食物都有其营养特点，没有一种天然的食物中所含的营养物质能满足人体所有的营养需要。红肉的脂肪偏多，但是红肉中富含矿物质，尤其是铁、锌，且容易被人体吸收、利用，此外还有丰富的蛋白质、维生素等。

过量吃肉也不利于健康，建议适量吃。吃红肉偏多的人，特别是吃猪肉过多的，应注意调整，尽量多搭配鸡、鸭、鱼肉。还有一些人平常吃动物性食物的量不够，应适当增加。处于身体生长发育期的青少年、高体力消耗者，也需要食用红肉补充体力。贫血的人也应适当多吃红肉。

（姬长珍）

14. 能吃烟熏、腌制、加工的肉类食品吗

加工肉制品指为了增加口味或保存而经过盐渍、风干、发酵、熏制或其他处理的任何肉类。大部分加工肉制品含有猪肉或牛肉，但也可能包含其他红肉、禽肉，以及动物内脏或血液等肉类副产品。例如肉肠、火腿、香肠、咸牛肉和干肉片或牛肉片，

老年人吃出健康好身体

以及肉类罐头和肉类配料及调味汁等。

　　烟熏和腌制动物性食物是我国传统保存食物的方法，在处理过程中加入了较多的食盐，也可能包含在加工和烹饪过程中形成的化学物质。例如，腌制肉制品往往含有很多的亚硝酸盐，在烟熏肉制品过程中，燃料不完全燃烧时产生大量的多环芳烃等致癌化学物可能污染食物。

　　这些肉制品中含有致癌物，但并不代表吃了就一定会患癌，要看是怎么吃的。如果摄入量不多，身体的代谢功能会把相关有害物质代谢掉，所以并不会因为吃些许加工肉制品就得癌症。当然，如果长期大量食用，患病的概率可能会增加。所以，生活中我们应该尽量少吃这类肉制品。

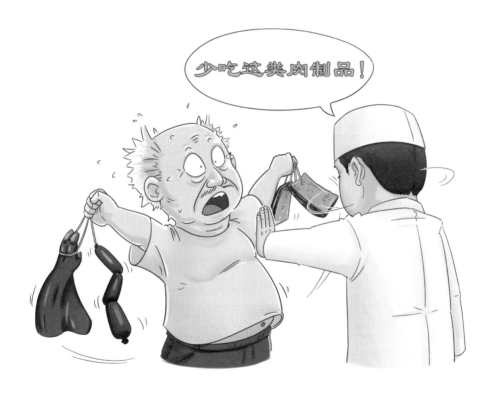

（姬长珍）

15. 鸡汤的营养价值更高吗

鸡汤历来被人们当成是营养佳品。有的老年人身体虚弱或疾病恢复时习惯用老母鸡炖汤喝，以此为补；还有的老年人认为鸡汤的营养价值比鸡肉高，只喝汤不吃鸡肉。这些做法不太科学。

鸡汤经过长时间的炖煮，肉中的一些可溶性物质溶于汤中，包括一些蛋白质、氨基酸、矿物质、维生素、脂类等，味道鲜美而诱人，但鸡汤中含有较多的脂肪和胆固醇，尤其是老母鸡炖出来的汤，脂肪含量更高，嘌呤的含量也很高，客观上来说并不营养。而鸡肉是一种高蛋白、低脂肪的食品，鸡肉炖得很烂，更容易消化吸收，所以鸡汤的营养价值和鸡肉比起来大为逊色。要想摄取更多的营养，应该吃汤里的鸡肉，适当喝一些汤，这才是科学有效的滋补方法。

适量喝些鸡汤可刺激食欲，但将鸡汤当成补品，天天大量食用，就会给健康带来一些负面影响。尤其是痛风、高脂血症、高血压、心血管疾病、胃酸过多、胆囊炎和胆石症等患者，不宜经常食用鸡汤。

（王慧芳）

16. 为什么每天要喝 300ml 以上的奶

奶类是一种营养价值高、易消化吸收的天然食品，市面上常见的奶制品包括消毒鲜奶、酸奶、奶粉、奶油、奶酪等。奶类食品主要提供优质蛋白质、维生素 A、维生素 B_1 和钙等。牛奶是

老年人吃出健康好身体

食用最为普遍的奶类食品，除此之外，还有羊奶和马奶等。牛奶中的蛋白质含量平均约为3%，消化吸收率为87%～89%，生物学价值为85，属优质蛋白质。奶类脂肪含量为3.0%～5.0%，以微脂肪球的形式存在，吸收率为97%。牛奶中的碳水化合物主要为乳糖，能促进钙的吸收和肠道乳酸杆菌的繁殖。

牛奶中富含钙，100ml牛奶中约含钙110mg，并且吸收率高，是膳食中最容易被吸收的钙的来源。老年人由于活化维生素D的功能下降，户外活动减少而缺乏日照，皮下7-脱氢胆固醇转变为维生素D_3的来源减少，加上对钙的吸收利用能力下降，容易出现钙的负平衡，体力活动的减少又可增加骨钙的流失，以致骨质疏松较为常见。老年人钙的推荐摄入量为1 000mg/d，补钙应以食物钙为主，牛奶及奶制品是最好的来源，我国居民膳食指南建议奶类的摄入量为每天300～500g。

老年人应至少保证每天一袋奶或相当量的奶制品，可直接饮用也可搭配其他食物一起食用，如牛奶燕麦、牛奶布丁等。奶类因质软且易消化吸收非常适合老年人食用，无论是正餐还是加餐都是必不可少的。

（姬长珍）

17. 喝奶拉肚子怎么办

众所周知，奶类的营养成分齐全、比例适宜且易消化吸收，是一种营养价值非常高的天然食品，但是如果喝奶拉肚子怎么办呢？

牛奶变质、过凉或对牛奶过敏等都有可能引起拉肚子，但喝奶拉肚子比较常见的原因是乳糖不耐受，指由于体内缺少分解乳糖的酶，在喝完牛奶后出现腹痛、腹胀或腹泻等不适症状。所有动物奶中几乎都含有乳糖，经过加工后，奶中的乳糖含量会减少或几乎不含乳糖。乳糖不耐受者可以通过以下几个方法改善症状：

选择低乳糖奶。在选购牛奶时，通过查看食品标签了解乳糖含量，从根源上解决乳糖不耐受的问题。

选择发酵型奶制品，比如酸奶。奶经过乳酸菌发酵后，乳糖变为乳酸，同时乳酸菌中的双歧杆菌和乳酸杆菌是肠道益生菌，可抑制肠道腐败菌的生长繁殖，调整肠道菌群。对老年人来说，不但解决了乳糖不耐受问题，而且对维护肠道健康也是非常有益的。酸奶在发酵过程中蛋白质的凝固和脂肪不同程度的水解形成的独特风味，也深受老年人的喜爱。

少量多次喝奶、避免空腹喝奶等方法也可减轻乳糖不耐受的症状。

（姬长珍）

18. 乳饮料的营养价值高不高

乳饮料是由人工配制而成的，每种饮料的配制工艺和所含营养成分各不相同。含乳饮料通常添加了一些口感好的添加剂来迎合消费者的口感，这是很多人喜欢喝乳饮料的原因。然而，乳饮料的营养成分不会超过鲜奶的 1/3。乳饮料一般分为两类，一种是加乳酸菌发酵而成，另一类不加乳酸菌发酵，而加调味剂。乳酸菌是肠道的有益菌，对维持肠道的生态平衡有利，有助于食物的消化吸收。虽然这两类乳饮料口味差别不大，但前者营养价值比后者要高。

有的老年人认为同是"乳"，区别不大，便喜欢用乳饮料替代牛奶。但是，乳饮料不是牛奶，通常加水制成，从配料表上可以看出，"水"排在第一位，是含量最多的。我国乳业新行业标准NY/T 657—2021《绿色食品 乳与乳制品》明确规定，牛奶的乳蛋白含量需大于 2.8%。而关于含乳饮料，国家标准 GB/T 21732—2008《含乳饮料》规定，配制型含乳饮料及发酵型含乳饮料的乳蛋白含量不小于 1%，乳酸菌饮料不小于 0.7%。乳饮料与牛奶的区别还在于添加物，而且乳饮料一般含糖量比较高。所以，虽然乳饮料有一定的营养价值，但其营养价值不能与纯牛奶相提并论，切不可用乳饮料替代牛奶。

（姬长珍）

19. 豆制品能代替肉吗

有人把豆制品比喻为"植物肉"，这其实一点也不夸张，用大豆可制成与动物肉色、香、味、形等十分相似的食品，口感也与动物肉相差不多。豆制品蛋白质的质与量均可与动物蛋白相媲美，这也是豆类及豆制品被选入优质蛋白质食物来源的原因。

肉类中，畜肉蛋白质含量为 10% ~ 20%，禽肉蛋白质含量约为 20%，鱼类蛋白质一般为 15% ~ 25%，大豆含有丰富的优质蛋白质，为 35% ~ 40%，是植物性食物中蛋白质含量最高的食品。大豆蛋白属完全蛋白质，其氨基酸组成比较好，人体所需的必需氨基酸它几乎都有。大豆脂肪含量低，以不饱和脂肪酸居多，而且不含胆固醇。用大豆制成豆制品，如豆浆、豆腐、豆干、豆皮等，消化吸收率大大提高，是很多老年人青睐的食品。但与动物肉相比，豆制品 B 族维生素、铁、锌等营养素的含量还是要低很多，因此，植物肉不能完全代替动物肉。豆类属于植物蛋白，肉属于动物蛋白，从健康的角度来说，植物蛋白和动物蛋白都摄取并保持一定的比例才更有利于健康。

（王慧芳）

20. 各种豆子怎么吃

豆类主要分为大豆类（如黄豆、黑豆、青豆）和杂豆类（如绿豆、豌豆、蚕豆、小豆、芸豆等）。豆类营养价值高，富含蛋白质、脂肪、碳水化合物、矿物质和维生素等。其中大豆含有约 38% 的蛋白质，是植物性食品中含蛋白质最多的食品，并且它的氨基酸组成接近人体需要，属于优质蛋白。

豆类是膳食中的好搭档，豆类富含谷类缺乏的赖氨酸，杂豆搭配谷类做主食，通过食物蛋白的互补作用，提高了谷类的营养价值，例如各种豆饭、豆粥以及与面粉搭配做成豆沙包、面条、馒头、烙饼和糕点的馅料等。另外，以大豆为原料制作的各种豆制品，在丰富餐桌的同时也提高了其营养价值，例如大豆的蛋白质消化率只有 65%，而通过加工后制成的豆腐消化率则提高到 92%～95%；黄豆和绿豆经过发芽而成的豆芽，除了含原有的营养成分外，还可产生维生素 C，在新鲜蔬菜匮乏时，各种豆芽是维生素 C 的良好来源。

老年人适量吃豆类是有利于身体健康的。除了富含必需营养素外，豆类中的一些特殊成分，如皂苷和异黄酮，有抗氧化、抑制肿瘤、降低血脂等作用。其中，大豆异黄酮因具有雌激素样作用，对围绝经期女性因生理激素减退而发生的相关疾病，如动脉粥样硬化、骨质疏松等都有一定的预防和治疗作用。

（姬长珍）

21. 鸡蛋你吃对了吗

日常生活中常见的蛋类包括鸡蛋、鸭蛋、鹅蛋、鹌鹑蛋、鸽子蛋等，其中鸡蛋是食用数量最多的。

各种蛋类的结构和营养价值基本相似，都是由蛋壳、蛋清、蛋黄三部分组成。以鸡蛋为例，蛋壳、蛋清和蛋黄分别占鸡蛋全重的 11%、57%、32%。鸡蛋的蛋白质含量约为 12%，含有人体所需的各种氨基酸，并且氨基酸组成与人体相近，易消化吸收，是最理想的天然优质蛋白质。鸡蛋的脂肪主要集中在蛋黄内，大部分为中性脂肪，还有一定量的胆固醇和卵磷脂。蛋黄中维生素种类丰富，包括 B 族维生素、维生素 A、维生素 D 等。蛋黄中还包含钙、铁、磷等矿物质。鸡蛋中的营养素不但含量丰富、质量好，而且易被人体消化吸收，所以说鸡蛋是高营养价值食品。

鸡蛋营养价值高，但生蛋中含有较多的细菌，而且营养物质不易被人体消化和吸收，因此不宜吃生蛋。蛋类的烹调方式一般有水煮蛋、蒸蛋、炒蛋、煎蛋等。老年人吃鸡蛋，以水煮蛋为最佳，带壳水煮蛋不加油、烹调温度不高，是比较健康的吃法。炒鸡蛋，一方面增加脂肪的摄入量，另一方面在炒制过程中由于油温比较高，会破坏蛋中的各种营养素，使鸡蛋的营养价值大打折扣，同时高油温也容易产生有毒致癌物质，不建议老年人食用。

（姬长珍）

22. 胆固醇高还能吃鸡蛋黄吗

鸡蛋是一种营养价值很高的食品，含有丰富的优质蛋白质，较多的维生素、矿物质以及卵磷脂等，但蛋黄中胆固醇含量非常高，所以有些老年人尤其是患有心脑血管疾病的老年人不敢吃鸡蛋，特别是蛋黄，唯恐胆固醇超标。

鸡蛋含有丰富的卵磷脂，卵磷脂是一种很强的乳化剂，能使胆固醇和脂肪颗粒变小，并保持悬浮状态，有利于脂类透过血管壁为组织所利用，从而使血液中的胆固醇减少。鸡蛋的胆固醇和蛋白质结合在一起，可以形成脂蛋白，其中有"坏胆固醇"极低密度脂蛋白胆固醇、低密度脂蛋白胆固醇，同时还含有"好胆固醇"高密度脂蛋白胆固醇，有清除血管壁上胆固醇的作用。所以，鸡蛋的脂蛋白本身可以互相制约，只要适量摄入，不仅不会促进动脉粥样硬化和冠心病，反而对人体健康有益。

中国营养学会推荐成人每日摄入1个鸡蛋。健康老年人要坚持一日一蛋。

（姬长珍）

23. 为什么要多吃新鲜的蔬菜和水果

蔬菜水果种类繁多，是人们生活中重要的营养食品，它们色泽鲜艳，味道可口，富含人体所必需的维生素、矿物质和膳食纤维，对人体健康起着特殊的作用。

蔬菜含水分多、能量低，是微量营养素、膳食纤维和天然抗氧化成分的重要来源。新鲜的蔬菜是膳食中维生素C、胡萝卜素和B族维生素的重要来源。蔬菜中含有丰富的矿物质，如钙、磷、钾、镁、铁、铜、钠等，为碱性食物，对维持体内的酸碱平衡起到重要作用。新鲜水果也是膳食中维生素、矿物质和膳食纤维的重要来源，对于调节体内代谢有重要作用。多吃蔬菜水果还能减少老年斑的形成。

所以，老年人多吃蔬菜水果对健康有益，建议老年人每天摄入蔬菜300~500g，深色蔬菜最好占一半，水果200~350g，保证每餐有1~2种蔬菜，每天吃2~3种水果，并注意种类、颜色的搭配。

（王慧芳）

24. 选择蔬菜也要考虑"五颜六色"吗

蔬菜的种类很多，每类蔬菜各有其营养特点。科学家发现蔬菜的营养价值和颜色密切相关。根据颜色深浅，蔬菜可分为深色蔬菜和浅色蔬菜。深色蔬菜通常是指深绿色、红色、橘红色和紫红色蔬菜，颜色越深的蔬菜也越具有营养优势。

日常生活中绿色蔬菜最多，有菠菜、青菜、韭菜、生菜、西蓝花等。绿色蔬菜给人以明媚、鲜活之感，对高血压及失眠有一定的镇静作用，同时有益肝脏。绿色蔬菜中含有酒石黄酸，能阻止糖类转化成脂肪，所以超重肥胖者可以多吃些绿色蔬菜。绿色蔬菜还含有非常丰富的叶酸、钙、硒等，营养素也很丰富。

黄色蔬菜最大的营养价值就是其中的胡萝卜素和维生素 C、维生素 A，对于食欲减退的人来说可以增加食欲，还可以滋润皮肤。黄色蔬菜的代表有胡萝卜、黄椒、南瓜、金瓜等。

红色蔬菜主要有西红柿、红辣椒、红心甜薯等，它们给人以醒目、兴奋的感觉，能提高人们的食欲和刺激神经系统的兴奋性。红色蔬菜也富含胡萝卜素和维生素 C、维生素 A。

紫色蔬菜最大的特点就是有"抗氧化神器"——花青素，可以预防心脑血管疾病。代表蔬菜有紫甘蓝、紫茄子、紫苏、豇豆、紫豆等。

以白色为主的蔬菜有茭白、莲藕、竹笋、冬瓜、平菇、菜花和白萝卜等，它们给人以质洁、清凉、鲜嫩的感觉，对调节视觉平衡和安定情绪有一定作用，同时有益于防治高血压和心肌疾病。

以黑色为主的蔬菜有发菜、海带、黑木耳等。它们给人以质朴、味浓的食感和强壮感。黑色蔬菜能刺激人的内分泌系统，促进唾液的分泌，有益胃肠消化和增强造血功能。研究表明，黑木耳的活性物质可以抑制肿瘤细胞，降低癌症发病率。

食用色彩缤纷的蔬菜，不仅使人在餐桌上可以一饱口福，而且还能一饱眼福，有利于增进食欲、平添乐趣、延年益寿。一种蔬菜不可能包含所有的营养素，不同的蔬菜所含的营养成分不同，日常生活中必须同时食用多种不同颜色的蔬菜，方能起到取长补短的作用。"广吃兼收"才能得到均衡的营养，保持身体健康。

（李方玲）

25. 怎么烹调蔬菜的营养价值会更高

蔬菜的营养素会受到烹调方法的影响。如加热烹调会造成维生素的破坏，所以一定要根据蔬菜特性选择适宜的烹调方法，尽可能保留蔬菜的营养价值。

有些蔬菜适合生吃，比如黄瓜、西红柿、生菜等，可以直接食用，既保留了蔬菜的原汁原味，又最大程度地保留了营养价值。蔬菜要先洗后切，清洗蔬菜要用流水冲洗，不要在水中长时间浸泡。切后再洗会使蔬菜中的维生素和矿物质流失过多。洗净后尽快加工制作，尽快食用，可以最大程度保留营养素。开锅下菜，水开后蔬菜再下锅，而且煮的时间要短，才能更好地保留营养素。急火快炒可以缩短蔬菜的加热时间，减少营养素损失。制作好的蔬菜要尽快食用，现做现吃，避免反复加热，使营养素损失更多。

（姬长珍）

26. 怎么挑选水果

水果富含人体所必需的碳水化合物、维生素、矿物质和膳食纤维，而蛋白质、脂肪含量很少。另外，水果中还含有各种芳香物质、有机酸、酶类和色素等成分，具有提高食欲、促进消化、抗氧化等作用。不同的水果营养素含量也不一样，在选购时，多种多样、五颜六色、当季时令的新鲜水果是挑选的基本原则。

水果中所含的糖主要包括蔗糖、果糖和葡萄糖。常见的含糖量较高的水果有香蕉、枣、荔枝、山楂等鲜果，需要控制血糖的老年人在选择水果时最好选择一些含糖量较低的水果，如草莓、桃、杨梅等。新鲜水果是维生素C、胡萝卜素和钾的重要来源，猕猴桃、柑橘、鲜枣、草莓中维生素C含量较高，而胡萝卜素含量较高的水果有杧果、杏、柑橘等，钾含量较高的水果有香蕉、樱桃、椰子肉等。

由于新鲜水果不易保存，所以人类发明了各种水果加工制品，来延长保存期和方便食用，比如果汁、果脯、水果罐头、果干等。这些加工制品维生素、膳食纤维的损失较多，有的工艺还额外增加了糖、油的含量。如果汁由新鲜水果压榨去残渣制成，加工过程中维生素C和膳食纤维都会有一定量的损失；而果脯则是糖渍而成，含糖量较高。水果制品失去了新鲜水果的感官性质、自然香味等天然特征，营养素损失也较多，所以水果还是吃新鲜的好。

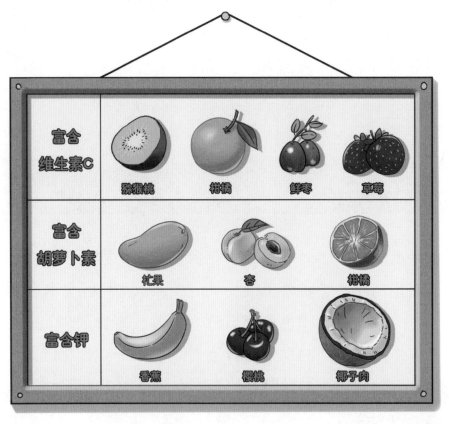

（姬长珍）

　　　　　　　　老年人吃出健康好身体

27. 蔬菜和水果能互为替代吗

蔬菜和水果在营养成分和健康效应方面有很多相似之处，但它们毕竟是两类不同的食物，营养价值也各有特点，所以蔬菜和水果是不能互为替代的。

蔬菜的品种远远多于水果，蔬菜尤其是深色蔬菜中的维生素、矿物质、膳食纤维和植物化学物的含量高于水果，而大多数的水果，虽含有维生素，但所含碳水化合物较多，而且大多由葡萄糖、果糖和蔗糖一类的单糖和双糖组成，故一般水果的能量要高于蔬菜。水果可以在一定程度上补充蔬菜摄入的不足，但是绝对不能代替蔬菜。

水果中碳水化合物、有机酸、芳香物质比新鲜蔬菜多，香味浓郁、酸甜可口，对人体健康非常有益。而且绝大多数水果可以直接吃，食用前不用加热，营养成分不受烹调因素的影响，营养素损失也会少，所以蔬菜也不能代替水果。

蔬菜、水果品种很多，不同蔬果的营养价值相差很大。只有选择多种多样的蔬菜、水果，相互搭配，才能做到食物多样，健康膳食。

（李方玲）

28. 鲜榨果汁能代替新鲜水果吗

生活中有很多老年人更愿意喝果汁，觉得只要喝够足量的果汁，即使不吃水果也没有关系，实际上这种做法是不科学的。

果汁也分为很多种。一是成品果汁，成品果汁中一般都含有一定量的添加剂，比如色素、防腐剂等。纯果汁相比其他类型的果汁饮料来说，营养更全面丰富。纯果汁分两种，一种是浓缩果汁复原成纯果汁的浓度后灌装的，一种是果汁直接灌装的。从营养上讲，直接灌装的要比复原果汁的营养更丰富些。然而，纯果汁虽然不会另外添加糖分，但是果汁本身就含有大量的果糖、葡萄糖，摄入过多，会造成能量过剩，引起肥胖等问题。还有一种是鲜榨果汁，鲜榨果汁可以在店里买，也可以自己动手，随心所欲地搭配自己想要的口感。

果汁膳食纤维含量不足，无论是纯果汁还是鲜榨果汁，都不能完全代替水果。如果是纯果汁，不含任何果肉的话，会损失较多的营养素，吃水果获得的营养更为全面。在选择果汁的时候，可以多选一些带果肉的。水果中有大量的生物活性物质，榨汁后，会在空气中被氧化而丧失功能，所以喝果汁尽可能现喝现榨。纯果汁特别是鲜榨果汁，因为没有经过加热杀菌的过程，很容易出现细菌的污染。因此，榨汁之前一定要彻底清洗水果蔬菜以及榨汁机。注意榨汁机用完之后要立即清洗并晾干，避免细菌的滋生。

（姬长珍）

29. 吃坚果需要限量吗

坚果是我们日常生活中常见的食品，包括花生、瓜子、核桃、杏仁、开心果、夏威夷果、松子、榛子、板栗等。从营养上来说，这些坚果主要可以分为淀粉类坚果和油脂类坚果。其中，莲子和板栗作为淀粉类坚果的代表，每 100g 莲子（干）含碳水化合物 67.2g，接近于 100g 小麦粉（标准粉）（碳水化合物 73.6g）；100g 板栗（熟）含碳水化合物 35.9g，高于 50g 馒头（碳水化合物 23.5g）。油脂类坚果如松子仁、杏仁（烤干）、葵花籽仁，每 100g 脂肪含量高达 50% 以上，意味着吃下的果仁一半都是油。值得注意的是，《中国居民膳食指南（2022）》建议每日油的摄入量是 25~30g。

坚果虽然个头小，但其营养丰富且全面，富含碳水化合物、多种不饱和脂肪酸、维生素和矿物质等人体必需营养素，适量食用对人体是非常有益的。建议每人每天食用 10~15g，过多食用会增加总热量的摄入。

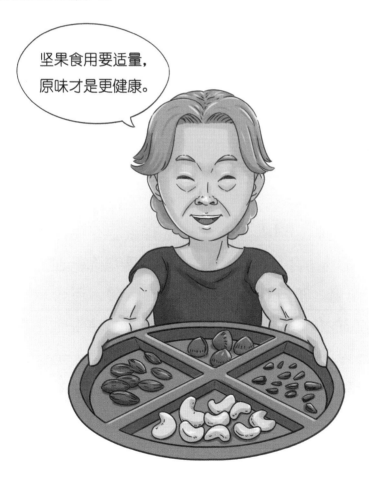

坚果尽量选择原味的，因为坚果本身就是高热量食物，而加工坚果通常会带入更多的糖、油、盐等。在选购时，要会看标签、营养成分表。一般原味坚果，配料表中就只有坚果本身，而一些盐焗、糖渍、油炸等的坚果不但会增加热量，还会覆盖坚果原本的味道，应尽可能少吃或不吃这类坚果。

老年人由于牙齿脱落或对义齿不适应，影响咀嚼时，可将坚果和豆类、杂粮等一起做成粥食用，或将其磨成粉冲服。

（姬长珍）

30. 如何选择食用油

我们常用的烹调油包括动物油和植物油，动物油含有较多的饱和脂肪酸和胆固醇，所以一般应以植物油为主。老年人多有高血压、糖尿病、冠心病、动脉粥样硬化等慢性病，更应该少用动物油。常用的植物烹调油有大豆油、花生油、玉米油、芝麻油、茶油、菜籽油、橄榄油、调和油等。

豆油的单不饱和脂肪酸含量相对较低，但豆油中含有丰富的维生素 E 和卵磷脂，对人体健康非常有益。花生油中单不饱和脂肪酸含量为 40%，含有许多活性物质，具有降低血脂、预防心脏病及抗癌的作用。玉米油富含不饱和脂肪酸，还含有丰富的维生素 E 和一定量的抗氧化物质。芝麻油是烹调油中唯一生熟皆可食用的油类，具有很强的生物活性，可以抗氧化、延缓衰老、调节血脂和预防高血压等。橄榄油含有极为丰富的单不饱和脂肪酸，含量可达 83%，能降血脂、抗血凝、预防动脉粥样硬化等心血管疾病。茶油中单不饱和脂肪酸含量高达 79%，仅次于橄榄油，富

老年人吃出健康好身体

含多种生物活性物质，具有提高免疫力、延缓衰老、预防心血管疾病和肿瘤等多种作用。人体对菜籽油的消化吸收率较高，可达99%，由于芥子酸含量过高会影响其营养价值，所以宜选用低芥子酸菜籽油。调和油是不同的油按一定的比例配制而成的，多种脂肪酸互补，比例更加合理，营养价值较高。

烹调油几乎全是脂肪，摄入过多脂肪是肥胖、高脂血症、动脉粥样硬化等许多慢性病的危险因素，所以烹调油应该限量食用，控制每人每天摄入20~25g。另外，注意烹调时油温不宜太高，制作菜肴时不宜烧焦，忌用反复煎炸的油，可以多种烹调油交替使用。

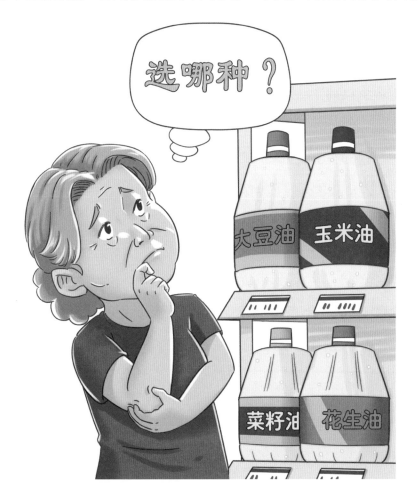

（姬长珍）

31. 为何要拒绝重口味而选择清淡少盐饮食

清淡少盐饮食是指不油腻、少盐、不刺激的饮食，清淡少盐菜肴中油、盐和各种调味品的量要适中，老年人提倡清淡少盐饮食。

食用油和食盐摄入过多是我国城乡居民共同存在的膳食问题。油几乎全是脂肪，而过多摄入脂肪是肥胖、脂肪肝、高脂血症、动脉粥样硬化、冠心病、脑卒中等许多慢性病的危险因素，老年人宜减少食用油量。

吃盐过多也对身体有害。流行病学研究表明，食盐摄入过多是高血压的危险因素，钠的摄入量与高血压发病率呈正相关，食盐摄入量越多高血压发病率越高。50 岁以上的人和有家族性高血压的人，其血压对食盐摄入量的变化更为敏感。高盐饮食还可以改变血压昼高夜低的变化规律，变成昼高夜也高，这时发生心脑血管意外的风险就大大增加。随着年龄的增加，老年人胃肠、肾脏、心脏等器官功能降低，摄入食盐过多，容易引起体内水钠潴留，加重心、肾负担，所以老年人更应该少吃盐。老年人还应少吃刺激性食物，尤其是有消化系统疾病的老年人。

建议老年人一天的食盐摄入量低于 5g（包括酱油和其他食物中的食盐量），老年人应少食用酱油、咸菜、腌菜、泡菜、味精等高钠食品。

（姬长珍）

32. 什么样的烹调方法更适合老年人

老年人多存在一些口腔疾患，如牙齿松动脱落、咀嚼及吞咽功能减退，而且老年人胃肠道分泌功能下降，引起胃酸缺乏或减少，胃肠蠕动能力减退，所以老年人的饮食应松软、易消化吸收。在烹调上，宜采取蒸、煮、炖、焖等方式，既容易消化吸收，营养素损失也较少，是老年人较理想的烹调方式。老年人不宜吃粗糙、生硬的食物，不宜吃油炸、腌制和油腻的食物。

适宜的烹调方式：煮对糖类和蛋白质起部分水解作用，对脂肪无显著影响，对消化吸收有帮助，水煮会使水溶性维生素如 B 族维生素、维生素 C 及钙、磷等矿物质溶于水中。蒸对营养素的影响和煮相似，部分 B 族维生素、维生素 C 遭到破坏，但矿物质则不因蒸而损失。炖可使水溶性维生素和矿物质溶于汤内，仅部分维生素受到破坏。焖引起营养素损失的大小和焖的时间长短有关，时间长，B 族维生素和维生素 C 的损失多，时间短则损失少，食物经焖煮后消化率有所增加。用炒的方式烹调营养素损失较少，一般说"急火快炒"也是较好的烹调方法。

不适宜的烹调方式：油炸，由于油的温度高，可导致各类营养素受到不同程度的损失，蛋白质可因高温炸焦而严重变性，营养价值降低，脂肪也因油炸时裹上一层糊受热变成焦脆的外壳，不适合牙齿不好的老年人。煎，虽然用油量不大，可是油温高，维生素损失也比较多。烤，可使维生素 A、B 族维生素、维生素 C 受到相当大的损失，也可使脂肪受损失，直接火烤还会含有 3，4-苯并芘致癌物。所以，烧烤食品不宜多吃。

（姬长珍）

33. 老年人为什么应避免陷入"甜蜜的陷阱"

甜味能够使人心情愉悦，无论小朋友还是大朋友，很少有人能够拒绝"甜蜜的诱惑"。除了食物本身的糖，也就是人体最主要的能量来源碳水化合物之外，人们在食品加工和日常烹调过程中还会额外加入糖来增加食物的口感。这部分添加糖主要为单糖、双糖和糖醇，比如几乎家家必备的白糖（蔗糖）就是双糖，是从甘蔗或甜菜中提取的，也是人类食用最久的甜味剂，还有同是双糖的麦芽糖，俗称饴糖，也常用于食品加工。糖醇由于在肠道吸收过程缓慢，对血糖影响小，并且其代谢不需要胰岛素，因此是可以用于糖尿病患者食品的甜味剂。

添加糖虽能丰富食物的口感，但摄入过多对健康不利，应控制在每日总能量的 10% 以内。含糖饮料、甜味食品和烹调添加糖等是添加糖的主要来源。老年人因基础代谢率降低和一些基础病如高血糖、高脂血症等，如果摄入过多的糖不但会增加肥胖的风险，更会直接导致糖尿病患者发病，威胁生命安全，所以老年人应拒绝含糖饮料，控制糕点等的摄入。在烹饪时，也要少用糖醋、红烧等烹调方式，因为它们除了增加糖的摄入外，无形中也增加了盐的摄入量。

（姬长珍）

34. 为什么对老年人尤其强调喝水

水是生命之源，是构成身体的主要成分，是人体必需的营养

老年人吃出健康好身体

素。老年人体内的水分随着年龄的增长而逐渐减少，而且体内代谢废物较多，需要常喝水。但老年人由于各种功能减退，感觉较迟钝，对体内缺水的感觉不够灵敏，所以很多老年人往往在口渴时才想起喝水；还有老年人为避免麻烦而有意减少饮水量，尤其是因害怕影响夜间睡眠而不敢饮水。这些做法对老年人的健康非常不利。

科学合理地饮水是健康生活的重要组成部分，要保证进入体内的水和排出来的水处于动态的平衡。饮水量是否合适，可以根据尿液量与性状来判断，尿量少，颜色加深，说明饮水量不足。一般来说，除了食物中含有的水和体内代谢产生的水，老年人每日适宜饮水量为 1 500 ~ 1 700ml，而且以饮用白水或淡茶水为宜，要少量多次主动饮水。晨起一杯白水，可及时降低血液黏度，增加循环血容量，加快代谢废物的排除。睡前 1 ~ 2 小时喝水，有利于降低夜间血液黏度，睡前排过尿就不会影响睡眠。特殊情况下，如夏季和运动前后应适当多喝水；中暑、膀胱炎、便

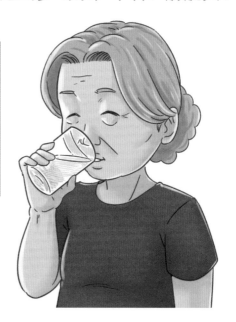

老年人每日适宜饮水量为

1 500 ~ 1 700ml，

以饮用白水或淡茶水为宜。

秘和皮肤干燥等疾病患者，多喝水可对缓解病情起到一定作用；人在感冒、发热时也应多喝水，因为体温上升会使水分流失，多喝水能促使身体散热，帮助患者恢复健康。但水肿患者、心功能衰竭患者、肾功能衰竭患者都不宜喝水过多，因为喝水太多会加重心脏和肾脏负担，容易导致病情加剧。这些人该喝多少水，应听取医生的具体建议。

（姬长珍）

35. 喝茶有哪些讲究

中国是茶的故乡，饮茶在我国有着悠久的历史。茶叶中含有多种对人体有益的成分，如茶多酚、茶多糖、咖啡碱等，茶叶中还含有丰富的微量元素，如铁、锌、锰、铬、硒等。有研究表明，长期喝茶可能对预防心血管病和某些肿瘤有一定的益处。所以，经常适量饮茶，对身体健康有益。

但是，很多老年人存在饮茶误区，比如喝头遍茶、喝浓茶。茶叶在生产、包装、运输、存储、销售过程中，易受霉菌的污染，而霉菌是极难被消灭干净的，头遍茶中往往含有的霉菌最多，一般应不喝或少喝头遍茶。茶叶中也含有不利于营养素吸收的物质，如长期喝浓茶会影响铁、蛋白质的吸收。老年人往往饮茶年限长，喜欢喝较浓的茶，浓茶中的咖啡碱不仅能影响胃酸分泌、刺激胃黏膜，引起胃的功能失调，还能兴奋精神、扩张血管，导致心跳加快、失眠等症状。浓茶中的茶碱不仅有利尿作用，易导致尿频，尿钙流失过多，造成骨质疏松，还会阻碍肠道吸收铁、B 族维生素，引起缺铁性贫血和维生素 B 缺乏症。所以老年人最好不要喝浓茶，尤其是神经衰弱、胃溃疡、便秘、贫

老年人吃出健康好身体

血、肝功能异常、心脑血管疾病患者。

老年人喝茶要喝淡茶水，这样才真正有利于健康。淡茶水一般指全日使用的茶叶量不超过 3g。另外应注意一般餐前不要喝茶，否则可能会冲淡胃液，影响食欲或消化吸收。为了保证睡眠质量，睡前也不宜多喝茶。茶中成分可能影响药物的吸收或影响药物的治疗效果，一般不能用茶送服药物。

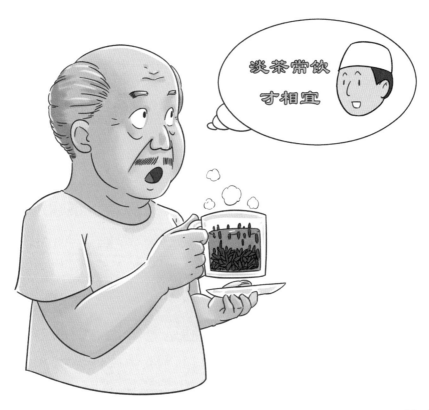

淡茶常饮
才相宜

（姬长珍）

36. 老年人能喝酒吗，喝酒要注意哪些事情

酒是人类生活中一种常见的饮品，酒的主要成分是乙醇，可提供很高的热量。每克乙醇在体内代谢可产生 7kcal 的能量，每100ml 浓度为 50% 的白酒可产生热量 350kcal，100ml 葡萄酒

一般产生热量 65kcal，100ml 啤酒可产生热量 18～35kcal。白酒中可检出微量氨基酸，啤酒中可能有蛋白质、肽类、氨基酸和碳水化合物，葡萄酒中可能还含有一些植物化学物，对预防心血管疾病及延缓衰老有一定的作用，有些酒精饮料含有一些铁、铜或铬。

随着生活水平的提高及食品经济的发展，人们的社会交往日趋增多，酒的饮用量越来越大。饮酒成为一种交流方式和消遣方式的同时，过量饮酒也成为世界性的社会问题。过量饮酒会使食欲下降、食物摄入量减少，以致多种营养素缺乏、急慢性酒精中毒、肝损害等，过量饮酒还会增加患高血压、脑卒中等慢性病的风险。老年人器官功能衰退，肝脏解酒能力差，所以老年人应尽量不喝酒，如饮酒应限量。

中国营养学会建议成年人一天摄入的酒精量不超过 15g，相当于高度白酒 30ml，38 度白酒 50ml，啤酒 450ml，葡萄酒 150ml。以上剂量是老年人饮酒的最高剂量。

有些老年人喜好喝酒，但喝酒一定要限量，切忌过量饮酒，而且尽量选择低度酒。啤酒或葡萄酒是老年人饮酒的首选，这些酒酒精量不多，还可以提供一些营养物质。另外还要注意不要空腹喝酒，喝酒前要摄入一定量的食物。喝酒时不宜同时饮用碳酸饮料，会加速酒精的吸收。疾病治疗期间不能喝酒，服用药物时也不能喝酒。

（姬长珍）

37. 老年人怎样合理安排一日餐次

科学合理的饮食行为是保证充足且均衡的营养摄入、保证身体健康的前提。合理分配三餐是机体生理活动的需要，是保证生命活动正常进行和维持身体健康所必需的。

应合理安排一日三餐的时间和食量，定时定量。一般来说，早餐提供的能量占全天总能量的 25%~30%，午餐占 30%~40%，晚餐 30%~40%。早餐安排在 6:30—8:30，午餐在 11:30—13:30，晚餐在 18:00—20:00 为宜。早餐要吃饱，午餐要吃好，晚餐要适量。老年人因其生理的特殊性，代谢减慢，一次进食量少，可以以三餐正餐为主，酌情增加 2~3 次加餐，少食多餐。

早餐的食物应以软为主，且不宜多。老年人早上的胃肠功能还未完全恢复正常，食欲不佳，因此不要吃太多过于油腻、煎炸、干硬及刺激性的食物，否则容易导致消化不良。适宜吃容易消化的温热、柔软食物，如牛奶、豆浆、面条、馄饨等，最好能吃点粥。总之，既要有一定的蛋白质，还要有一些淀粉类食物，还要吃点蔬菜和水果。午餐是承上启下的一餐，主要补充上午的能量和营养素消耗，还要为下午的活动提供保障，所以午餐食物量可以分配多一点。老年人晚餐不宜吃得太多，晚餐摄食过多，活动量较少，会影响睡眠，容易发胖。晚餐可以稍早点吃，以便让食物有充分的时间进行消化，而且要清淡偏素些，吃得过于丰盛、油腻对健康不利。老年人晚餐的主食可以以稀食为主，吃一些粥类食物。

（姬长珍）

38. "千金难买老来瘦"这种说法科学吗

很多人认为，上了年纪的人瘦一点更健康，但所谓"千金难买老来瘦"是想告诉肥胖的老年人要注意控制体重。实际上，无论肥胖还是消瘦都不利于身体健康。老年人过于消瘦，营养素摄入不足，免疫力降低，当流感、肺炎等疾病发生时，死亡率要高于正常人。过于消瘦的老年人存在很多健康风险，比如肌少症、贫血、低蛋白血症等。老年人太"瘦"有可能是肌少症，随着年龄增加，老年人肌肉组织不断减少，可能发生肌少症，所以老年人体重减轻，失去的通常是肌肉组织。肌少症不仅对免疫力、活动能力、食欲有影响，还容易引起骨折、易跌倒、营养不良等情况。

健康体重标准多采用体重指数（BMI）来判断。体重指数的计算公式为：$BMI = 体重（kg）/ [身高（m）]^2$。对健康成人来说，BMI 的正常范围是 $18.5 \sim 23.9 kg/m^2$，在这个区间的体重属于正常。当 $BMI < 18.5 kg/m^2$ 就属于消瘦。当 $BMI \geq 24 kg/m^2$ 时，属于超重，$BMI \geq 28 kg/m^2$，就属于肥胖。但对老年人而言，体重高一点更能耐受疾病带来的身体消耗。从降低营养不良风险和死亡风险的角度考虑，老年人的 BMI 应该略高，在 $20.0 \sim 26.9 kg/m^2$ 更合理。

所以，老年人无论是太胖还是太瘦都是不健康的，"老来瘦"未必值"千金"，要让自己的体重保持在合理的范围内。身体的各项指标都正常，即使稍微有些超重也无妨。生活中我们要警惕一些引起消瘦的老年疾病的发生。在短时间内身体消瘦明显者，切不可大意，应及时到医院检查。

（姬长珍）

老年人吃出健康好身体

39. 老年人常吃剩菜剩饭好吗

不少老年人养成了节约的习惯，剩菜剩饭常常舍不得扔掉，还有的人习惯烧一次菜吃三四天，认为剩饭菜只要不变质发馊，吃时再加热，就万事大吉了，其实这些做法是完全不对的。剩菜不仅丢失了许多维生素，而且会产生大量致病的亚硝酸盐。绿叶蔬菜中都含有不同程度的硝酸盐，烧熟的菜放置过久，菜中的硝酸盐在细菌的作用下会被还原为亚硝酸盐。烧好的菜放置过久，维生素也会损失很多，要是回锅再热，会再受到损失。所以隔夜菜尤其是绿叶菜，不但营养价值不高，还会产生致病的亚硝酸盐。所以，老年人不宜常吃剩菜剩饭，一定要食用新鲜卫生的食物。

但我们过日子，即使计划得再好，也难免会剩下饭菜，如果剩下了，怎样吃才健康呢？原则上是剩荤不剩素，尤其是绿叶菜、凉菜尽量当顿吃完。剩菜保存条件也一定要格外注意，凉透后应立即放入冰箱。不同剩菜，一定要分开储存，可避免细菌交叉污染，还需要用干净的容器密闭储存。剩菜存放时间不宜过长，最好能在 5~6 小时内吃掉。回锅加热也是保障健康的关键，剩菜在冰箱里储存，吃前一定要高温回锅，因为低温只能抑制细菌繁殖，不能彻底杀死细菌。米饭、馒头等主食最好在第二天吃完，因为淀粉类食物容易滋生葡萄球菌，产生黄曲霉毒素，这些有害物质在高温加热下也无法被杀死。

（王慧芳）

40. 老年人日常食谱举例

表1 食谱一（1 500kcal）

（适宜于体重50kg左右、年龄大于65岁的女性)

餐次	菜肴名称	食物用量
早餐	麻酱花卷	面粉50g
		麻酱少许
	豆浆	250ml
	煮鸡蛋	1个
加餐	酸奶	200ml
午餐	西红柿炖牛腩	牛腩100g
		西红柿50g
		油8g
	蚝油生菜	生菜200g
		蚝油5g
	米饭	大米75g
加餐	苹果	150g
晚餐	鸡丝面	鸡胸脯肉50g
		胡萝卜50g
		黄瓜50g
		木耳10g
		面粉75g
		油5g
	豆皮西葫芦	豆皮10g
		西葫芦150g
		油5g
合计	1 500kcal（其中蛋白质72g，脂肪45g，碳水化合物212g）	

老年人吃出健康好身体

表2 食谱二（1 700kcal）

（适宜于体重 55kg 左右、年龄大于 65 岁的女性）

餐次	菜肴名称	食物用量
早餐	金银卷	面粉 45g
		玉米面 30g
	牛奶	牛奶 250g
	煮鸡蛋	1 个
加餐	草莓	100g
午餐	清炒虾仁	虾仁 100g
		黄瓜 50g
		油 10g
	香菇油菜	油菜 200g
		香菇（湿） 25g
		油 5g
	燕麦米饭	大米 80g
		燕麦 20g
加餐	香梨	100g
晚餐	肉末豆腐小白菜	后臀尖 25g
		豆腐 100g
		小白菜 50g
		油 5g
	蒜蓉西蓝花	西蓝花 150g
		油 5g
	紫米发糕	面粉 60g
		紫米面 15g
合计	1 700kcal（其中蛋白质 80g，脂肪 52g，碳水化合物 237g）	

表3　食谱三（1 900kcal）

（适宜于体重60kg左右、年龄大于65岁的男性）

餐次	菜肴名称	食物用量
早餐	香菇菜包	面粉75g
		大白菜75g
		香菇5g
	豆浆	250ml
	煮鸡蛋	1个
加餐	牛奶	250ml
午餐	清炖山药排骨	排骨100g
		山药100g
	木耳菠菜	菠菜200g
		木耳10g
		油5g
	赤豆饭	大米80g
		小米20g
		赤豆10g
加餐	橙子	250g
晚餐	肉片鲜蘑	瘦猪肉75g
		鲜蘑100g
		油10g
	西红柿菜花	菜花150g
		西红柿50g
		油5g
	椒盐蒸饼	面粉75g
		油2g
合计	1 900kcal（其中蛋白质82g，脂肪58g，碳水化合物261g）	

（姬长珍）

　老年人吃出健康好身体

二、老年人常见病饮食

41. 得了糖尿病应该怎么吃

糖尿病是由多种因素引起的以高血糖为主要特点的代谢紊乱综合征。糖尿病临床治疗中最关键的就是通过饮食将血糖水平控制在一个相对正常的范围。

糖尿病患者在选择食物的时候要尽量选择低血糖生成指数（GI）的食物，避免进食后血糖飙升。通常定义 GI < 55 的食物为低 GI 食物，常见的有葡萄、苹果、樱桃、奶、绿豆、黑豆、四季豆、芦笋、全麦食品等；GI > 70 的食物为高 GI 食物，常见的有马铃薯泥、油条、蜂蜜、烙饼、西瓜、南瓜等；GI 在 55~70 的食物称为中等 GI 食物，常见的有菠萝、葡萄干、玉米、甜菜、马铃薯等。

糖尿病患者可结合自身的饮食习惯和食物喜好，以 GI 值以及营养特点为参考选择食物。其中优选食物包括低脂肪食物、高膳食纤维食物、低 GI 食物。需限制性选择的食物包括中等 GI 食物、较低膳食纤维食物。不宜多选的食物包括高脂肪高胆固醇食物、高盐食物、精制糖食物或高 GI 食物，以及低膳食纤维食物。

在烹调方法上，应选择少油烹调方式，不建议选择煎、炒、炸等多油烹调方式。每日烹调用盐限制在 5g 以内，合并高血压或肾脏疾病的患者应限制在 3g 以内。

糖尿病患者容易缺乏 B 族维生素、维生素 C、维生素 D 以及铬、锌、硒、镁、铁、锰等多种微量营养素，应根据营养评估结

老年人吃出健康好身体

果适量补充。特别需要注意的是，长期服用二甲双胍者应常规补充维生素 B_{12}，防止因药物代谢原因造成的维生素 B_{12} 缺乏。

最后，在吃之外，建议在运动前、中、后保持适宜的心率，维持运动中心率在（170－年龄）左右。保持进食能量与消耗量相匹配，减轻胰岛素抵抗，改善代谢状态。

（王垚）

42. 糖尿病患者餐间饿了怎么办

糖尿病患者两餐间饿了当然要吃点小零食，避免低血糖发生。那么接下来咱们就来看看糖尿病患者的小零食应该怎么选择。

水果：每日水果摄入量不超过 200g，而且要选择低 GI 的水果，比如苹果、梨、橘子、猕猴桃、李子等。如果一不小心吃多了点，那一定记得要减少主食量。

糕点：不要相信无糖糕点就不会升高血糖。因为无糖糕点虽然在制作的时候加入的糖分比较少或者不加，有的用木糖醇代替，但是这样的糕点仍含有大量的淀粉，也是有热量的碳水化合物，如果吃得过多，也有可能会引起血糖升高。所以糖尿病的患者也要尽量少吃无糖糕点，可以选择麦片、全麦面包、全麦饼干等膳食纤维丰富的小零食。

奶制品：可以选择无糖酸奶，一天 100g 足以；牛奶可以选择脱脂牛奶；还可以选择乳酪（低糖低盐）。

坚果：代表有核桃、板栗、松仁、花生、瓜子等。坚果是植物的精华部分，营养丰富，富含不饱和脂肪酸、蛋白质、油脂、矿物质、维生素等营养素。是大家喜欢的一种小零食。但是因为其油脂含量高，高脂血症、冠心病、动脉硬化、糖尿病患者食用需要严格限制摄入量。再好的坚果，吃多了也有热量爆表的风险。平均每天摄入 10g 左右的原味坚果就可以了，差不多就是 1 个核桃/碧根果/夏威夷果，或是 10 个开心果/巴旦木/花生。

饮料：最好的就是白开水。无糖饮料能喝吗？最好是选择不喝！临床研究结果显示，在生活方式一样的情况下，喝零糖饮料的人比喝含糖饮料的人胖得更多，糖尿病发生率更高。这是因为零糖不代表无糖，零糖饮料摒弃了传统的蔗糖或葡萄糖，使用了木糖醇、麦芽糖醇或者赤藓糖醇等代糖或甜味剂。代糖食品确实比传统糖的能量低很多，但是研究证实，大量摄入同样会增加肥胖和 2 型糖尿病的患病风险——研究表明，这些代糖亦可以与人体的甜味受体相结合，从而增加胰高血糖素样肽 1 的分泌，降低机体血糖，最终触发食欲增加，体重增加。

（王垚）

43. 糖尿病患者主食怎么吃

成人糖尿病膳食指南中提到，碳水化合物的摄入应占总能量的 50%~60%，多选择低血糖生成指数、血糖负荷的食物，限制精制糖摄入。高全谷物饮食对于预防和治疗 2 型糖尿病具有积极的作用。因此，应做到主食粗细搭配，全谷物类食物占谷类的一半。那什么是全谷物呢？

《中国居民膳食指南 2016》对全谷物的定义：未经精细化加工或虽经碾磨、粉碎、压片等处理仍保留了完整谷粒所具备的胚乳、胚芽、麸皮及其天然营养成分的谷物。简单来说，只要不把种子外层的粗糙部分和谷胚部分去掉，保持种子原有营养价值的，都叫全谷物。常见的有小麦、燕麦、糙米、小米、大黄米、高粱、黑米、紫米、薏米等，也包括已经磨成粉或压扁压碎的粮食，比如全麦粉、燕麦片等。

当然还需要知道，糖尿病患者选择主食的时候千万不要选择粥或者久煮的面条，炒菜不要勾芡，尽量不用糖作为调味品，因为这些都会让血糖飙升。

（王垚）

44. 糖尿病患者能吃水果吗

糖尿病患者的血糖控制比较理想，即空腹血糖能控制在 7mmol/L 以下，餐后 2 小时血糖控制在 10mmol/L 以下，糖化血红蛋白控制在 7% 以下，没有经常出现高血糖或低血糖，是可以吃水果的。当然，如果血糖控制不理想，那就以西红柿、黄瓜等蔬菜当水果吃，等病情平稳后再选择水果。

一般要选择含糖量低且血糖生成指数低的水果。常见的水果如苹果、梨、橘子、猕猴桃、李子等含糖量相对较低，对糖尿病患者较为合适；而香蕉、红枣、荔枝、菠萝、甜橘、葡萄、甘蔗、桂圆等含糖量较高，糖尿病患者不宜食用；特别是干枣、蜜枣、柿饼、葡萄干、杏干等果脯类，含糖量较高，糖尿病患者尽量别吃。

但是，含糖量再低，如果吃的量多，摄入的糖分也随之增加，最好一天吃不超过 200g 低糖水果。还需要注意的是，水果不宜饭后吃，建议作为加餐食用，也就是在两次正餐中间（如上午 10 点或下午 3 点），可以避免一次性摄入过多的碳水化合物而使胰腺负担加重。

（王垚）

45. 糖尿病患者外出饮食有哪些注意事项

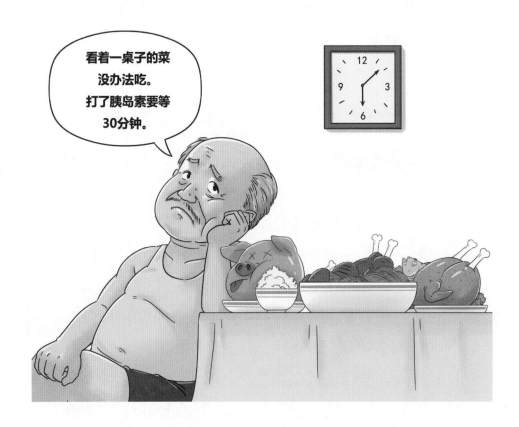

　　糖尿病患者外出就餐时应该注意尽可能远离酒，注意食材的搭配，注意进食的总量。

　　糖尿病患者是不适合饮酒的，饮酒会损伤肝脏健康，引发高脂血症，易导致酮症酸中毒。而且酒精也会影响降血糖药和胰岛素的效果，导致糖尿病患者出现血糖控制不足的情况。

　　饭桌上糖尿病患者一定要知道哪些是不能吃的，不能吃的就

老年人吃出健康好身体

要做到坚决不吃。比如炖菜，有的炖菜炖得非常烂，吃下去身体会消化得比较快，容易导致餐后血糖升高。此外，要少吃一些重口味的食物，比如红烧肉、水煮鱼等。这些食物虽然吃起来非常美味，但是这些菜里的盐和油都比较多，吃下去影响身体健康。尽量选择以凉拌、清蒸为烹饪方式的菜色，这些菜最大程度保持了食材的原汁原味，也能够保持住营养，比较适合糖尿病患者。

外出吃饭一定不要忘记带降血糖药，无论是药片还是胰岛素。降血糖药一定要在正确的时间吃，不能漏服，为此一定要随身携带药物，按时、按量吃药。胰岛素大多数情况下都是在餐前注射，这件事也不能忘记，可以注射完胰岛素再去吃饭，也可以随身携带胰岛素找间休息室注射。

总之，外出吃饭一定要保证血糖的平稳，不要让血糖经历"过山车"。否则，可能会吃饭中途被送进医院的抢救室。

（王垚）

46. 糖尿病患者可以喝酒吗

答案当然是不能喝酒！酒从进入口，到达胃，很快就进入小肠，被小肠黏膜吸收入血，几分钟之内就会遍布全身。因为渗透压的问题，酒精会将细胞内的水分吸收出来，使细胞脱水，引起非常强烈的口渴感，就算是大量喝水似乎也不能解决问题。最后，大部分酒精会进入肝脏代谢，代谢产生的乙醛会损害肝脏细胞。长期酗酒会引发脂肪肝、酒精性肝炎，对心脑血管等也都有危害。

喝酒之后，有的糖尿病患者会觉得血糖有所下降，难道喝酒可以治糖尿病？答案是否定的。喝酒后血糖下降是因为酒刺激人体胰腺分泌大量胰岛素，胰岛素分泌过多会导致血糖下降；当乙醇被肝脏吸收时，它将抑制肝脏对肝糖原的分解，同时还会抑制人体糖异生的能力，从而导致人体出现血糖下降的情况。所以酒后一定要警惕低血糖风险，不要觉得喝酒后头晕、出汗、心率快等表现只是简单的喝多了。糖尿病患者大量喝酒后还要担心的另一种疾病就是急性胰腺炎，这同样也是会危及性命的疾病。

（王垚）

47. 糖尿病食谱举例

表4　糖尿病食谱（1 500kcal）
（适宜于体重50kg左右的偏瘦老年女性）

餐次	菜肴名称	食物用量
早餐	素包子	面粉50g
		圆白菜50g
	牛奶	250ml
	煮鸡蛋	1个
加餐	柚子	100g
午餐	虾仁烩豆腐	虾仁75g
		豆腐100g
		油10g
	西红柿茄丁	茄子150g
		西红柿50g
		油5g
	高粱米饭	大米60g
		高粱15g

老年人吃出健康好身体

餐次	菜肴名称	食物用量
加餐	黄瓜	150g
晚餐	萝卜汆丸子	瘦肉 50g
		白萝卜 50g
	清炒菜心	菜心 200g
		油 5g
	玉米菜饼	玉米面 75g
		芹菜叶 20g
合计	1 500kcal（其中蛋白质 73g，脂肪 46g，碳水化合物 201g）	

（王垚）

48. 预防痛风的健康饮食

血尿酸值超过其在血液或组织液中的饱和度，可在关节局部形成尿酸盐结晶并沉积，诱发局部炎症反应和组织破坏的疾病，称为痛风。

预防高尿酸血症与痛风，应保持健康的饮食，包括：

限制高嘌呤、高果糖食物的摄入。鼓励奶制品和新鲜蔬菜的摄入及适量饮水。如对心肾功能无不利影响，应多饮水。每日应该喝水 2 000~3 000ml，促进尿酸排出。

限制酒精的摄入。酒精摄入与痛风发病风险呈正相关，其中重度饮酒者较不饮酒者痛风发病风险增加 2.64 倍。因此，无论是白酒、红酒还是啤酒，都是不允许的。

（王垚）

痛风患者需要记住下面几条建议：

（1）脂肪摄入不可过量，因为脂肪可减少尿酸排出。痛风并发高脂血症者，脂肪的摄入量应控制在总热量的20%～25%。

（2）禁食动物内脏（肝、肾、脑、鱼子、骨髓等）、带壳的海产品（牡蛎、小虾皮、蛤蜊、蟹等）、海鲜（沙丁鱼、鲭鱼、淡菜等），汤（肉汤、鸡汤等）、豆类（黄豆、豌豆、扁豆等，尤其是一些干豆），以及各种强烈的调味品或者是有加强神经兴奋作用的食物（酒、浓茶、辣味食品）等。

（3）避免食用龙须菜、芹菜、菜花、菠菜、香菜。其他蔬菜可食用。

（4）多食用富含维生素 B_1 及维生素 C 的食物，如米、面、馒头、牛奶、鸡蛋、水果及各种植物油。

（5）少吃盐，每天应该限制在2～5g。

（6）避免吃炖肉或卤肉，瘦肉、鸡鸭肉等应该煮沸后去汤食用。

（7）烹调方法多用烩、煮、蒸、氽等，少用煎、炸、熬方法。食物应尽量易消化。

下表中分别是低嘌呤含量和中等嘌呤含量的食物，在买菜做饭之前可以进行参考。

表5　可食用的低嘌呤食物

主食类	米、麦、面类制品、苏打饼干、高粱、通心粉、马铃薯、甘薯、山芋、粉丝、荸荠等
奶类	鲜奶、炼乳、酸奶、麦乳精、奶粉等
肉蛋类	鸡蛋、鸭蛋、松花蛋、猪血、鸭血、鸡血、鹅血等
蔬菜类	白菜、卷心菜、莴苣、苋菜、雪里蕻、茼蒿、芥菜叶、蕹菜、韭菜、韭黄、芥蓝、西红柿、茄子、瓜类、萝卜、甘蓝、葫芦、青椒、洋葱、葱、蒜、蒜头、姜、木耳、辣椒、泡菜等
水果类	苹果、香蕉、红枣、黑枣、梨、杧果、橘子、橙、柠檬、葡萄、石榴、猕猴桃、枇杷、菠萝、桃子、李子、金橘、哈密瓜、西瓜、南瓜、榴梿、木瓜、乳香瓜、葡萄干、龙眼干
饮料	矿泉水、苏打水、可乐、汽水、茶、果汁、咖啡、麦乳精、巧克力、可可等
其他	番茄酱、花生酱、果酱、酱油、冬瓜糖、蜂蜜、油脂类、薏苡仁、干果、糖、果冻、动物胶或琼脂制的点心及调味品

表6　宜限量食用的中等嘌呤食物

豆类	豆制品、干豆类、豆苗、绿豆芽、黄豆芽
肉类	鸡肉、火鸡、鸭肉、鹅肉、鸽肉、猪肉、猪皮、牛肉、羊肉、鹿肉、兔肉
水产类	草鱼、鲤鱼、鳕鱼、鲈鱼、梭鱼、刀鱼、螃蟹、鳗鱼、鳝鱼、香螺、青星九棘鲈、高体鰤、鱼丸
蔬菜类	笋、豆类、海带、金针菇、银耳、蘑菇、九层塔、菜花、龙须菜
坚果类	花生、腰果、芝麻、杏仁、栗子、莲子

　　还有一些降尿酸食物可以推荐给大家：玉米须、石韦、白茅根、车前子、车前草、薏苡仁、芦根、葛根、向日葵心。不过，食用的时候切记不可大量。

（王垚）

50. 高血压患者饮食需要注意什么

高血压患者常常听到医生建议他们改善生活行为方式，减轻并控制体重、减少钠盐摄入、补充钙和钾、减少脂肪摄入，注意增加运动，同时需要戒烟、限制饮酒，减轻精神压力，保持心理平衡等。"防治高血压饮食"的原则是：

（1）多吃全谷类食物和蔬菜：这类食物富含膳食纤维、钙、蛋白质和钾，有助于控制或降低高血压。在实际生活中执行时，可以在午餐和晚餐中各添加一份蔬菜，或在一餐中添加一份水果，或将水果作为零食。

（2）适度吃瘦禽肉和鱼类有益心脏：高血压患者的健康膳食结构应包括一定量的动物蛋白。因为动物蛋白所含的氨基酸与人体的需求相符，是植物蛋白所不能替代的。动物蛋白的主要来源是鸡蛋、牛肉、羊肉、牛奶等，一天的瘦肉量应控制在175g，一顿不超过85g。如果您平时非常喜欢吃肉食，就试着把每顿肉量减去一半或三分之一。

（3）爱吃甜食的高血压患者，可以多吃水果，拒绝饭后甜点。用水果和低热量食物代替甜点。

（4）限制食盐摄入量，最好以辣椒和柠檬等调味品取代额外的食盐，也可以选择其他的香料调味以减少盐分的摄入。用新鲜的鱼和肉代替罐装或加工的鱼、肉，或将罐装肉类中的汤汁过滤掉，以减少钠盐摄入。

（5）烹调时尽量不使用动物性油脂，比如猪油、羊油等，而是使用优质植物油，如色拉油、葵花籽油、橄榄油、菜籽油等。烹调方式多选用凉拌、清蒸、红烧、水煮，少吃油炸食品，减少重油炒菜。

（6）喝太多的酒会升高血压，损害肝脏、心脏和大脑。节制是关键——最多1天喝1小杯，不超过低度白酒（38度）50ml（1两）所含的酒精量为适量，约相当于葡萄酒150ml（1杯），啤酒450ml（1瓶）。

同时，坚持定期运动也很重要。

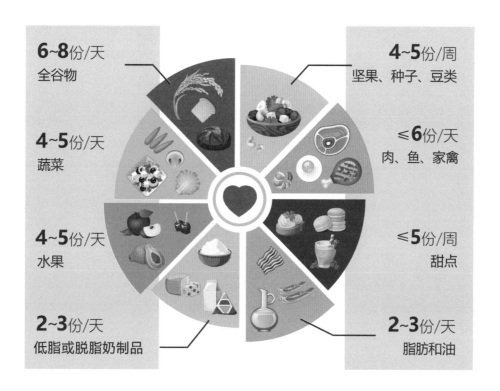

高血压患者饮食摄入指导

注：全谷物25g/份；奶制品100ml/份；豆类25g/份；坚果、种子10g/份；油、脂肪10g/份；肉、家禽、鱼50g/份；蔬菜100g/份；水果50g/份；甜点100g/份。

（王垚）

51. 高血压食谱举例

表7 高血压食谱（1 500kcal）

餐次	菜肴名称	食物用量
早餐	荞麦面馒头	面粉 40g
		荞麦面 10g
	牛奶	250ml
	煮鸡蛋	1 个
加餐	香蕉	100g
午餐	清蒸鱼	鲈鱼 100g
		油 3g
	豆干炒芹菜	豆干 50g
		芹菜 200g
		油 5g
	二米饭	大米 60g
		小米 15g
加餐	酸奶	100ml
晚餐	肉片炒鲜蘑	瘦肉 50g
		鲜蘑 150g
		油 5g
	蒜蓉油麦菜	油麦菜 200g
		油 5g
	发面饼	面粉 75g
		油 5g
合计	1 500kcal（其中蛋白质 72g，脂肪 46g，碳水化合物 208g）	

（姬长珍）

老年人吃出健康好身体

52. 怎么通过饮食降低甘油三酯

高甘油三酯血症是血脂异常当中比较常见的一种类型，它是以单纯的甘油三酯偏高为主的血脂异常，当然还有部分人群是属于甘油三酯和胆固醇都增高的。甘油三酯偏高的患者饮食上需要注意的东西很多，因为这个病可以通俗地认为是吃出来的。

首先是尽量不要吃肥肉、猪油这一类食物，因为这类食物含有明确的饱和脂肪酸。饱和脂肪酸的特点就是，进入到体内之后容易在肝脏等地方堆积，分解得很慢，所以吃了之后容易引起甘油三酯的升高；而正因为饱和脂肪酸分解特别慢，如果通过运动进行代谢，也会比其他的脂肪酸代谢得更慢。所以，需要管住自己的嘴巴，对肥肉譬如五花肉、东坡肉，还有猪油、牛油、动物内脏等进行控制。如果因为满足了口福而严重到诱发胰腺炎，就更加得不偿失了。而其他的肉类，比如瘦肉等，也含有一定量的甘油三酯，但是其含量相对于肥肉还是少得多。所以，应优先选择摄入富含 ω-3 脂肪酸等长链多不饱和脂肪酸的食物，如深海鱼、鱼油、植物油等。

除了像肥肉这样的动物性食物，许多饼干、糕点、加工肉制品以及脆的薯条、土豆片和其他可口的零食，都可能是由富含饱和脂肪酸的黄油、奶油、人造黄油、可可脂和棕榈油等制作而成的。所以也应限制摄入这类加工零食和香脆油炸食品。

降低甘油三酯较快的食物有苹果、香蕉、西蓝花、橄榄菜等。这些食物含有丰富的维生素和纤维素。维生素能起到平衡内分泌的作用，缓解内分泌失调引起的脂质代谢异常，同时还能滋养周围神经细胞，缓解甘油三酯含量过高引起的神经敏感性下降的症状。纤维素在胃肠道起着靶向作用，帮助胃肠肌肉蠕动，排出多余的代谢废物，降低人体的甘油三酯。可多食用一些功能性食物和营养补充剂，如大豆蛋白、膳食纤维等。

（王垚）

53. 高胆固醇血症患者饮食应该怎么选

现有研究结果证实，高胆固醇血症最主要的危害是易引起冠心病及动脉粥样硬化等疾病。但是，胆固醇也是构成人体的重要物质。因此，对于高胆固醇血症患者，建议少吃、间断吃高胆固醇的食物（如各种蛋黄、动物大脑、动物内脏、动物油），不要长期大量食用，而不是禁用。

低密度脂蛋白胆固醇（LDL-C）能对动脉造成损害，而高密度脂蛋白胆固醇（HDL-C）则具有清洁疏通动脉的功能。那怎么吃才能降低人体内 LDL-C 含量，而增加 HDL-C 含量呢？

（1）多吃鱼：一项针对 ω-3 脂肪酸（存在于金枪鱼、鲭鱼、鲑鱼和沙丁鱼等鱼类中）对 HDL-C 的影响进行的研究表明，当吃鱼的次数达到每周 1 次甚至每天 1 次时，能有效减少饱和脂肪酸的摄入量，从而降低人体 LDL-C 含量。

（2）多吃富含纤维的食物：整粒谷物和面包等纤维含量非常高的食物，能有效降低人体内 LDL-C 的含量。营养专家指出，为了达到影响胆固醇含量的效果，膳食中的纤维必须达到 15~30g/d。

（3）多吃大豆制品：豆腐和膨化植物蛋白等大豆制品中，含有一种天然的植物化学物，叫作异黄酮。研究显示。这种化学物质有助于把危害动脉的 LDL-C 从人体中清除出去。

老年人吃出健康好身体

（4）摄入足量的维生素C：在马萨诸塞州塔夫茨大学进行的研究显示，血液中维生素C含量与人体内HDL-C含量成正比。专家建议，每天吃3~4份维生素C含量丰富的食物，如柑橘类水果、马铃薯、甘蓝、花椰菜、草莓、番木瓜和深绿色多叶蔬菜等，提高人体血液中维生素C的含量，从而提高体内HDL-C的数量，保证血管畅通。

表8　常见食物胆固醇含量表

每100g含胆固醇1 500~3 100mg的食物	鸭蛋黄、鸡蛋黄、鹅蛋黄、鸡蛋粉、羊脑、牛脑、猪脑
每100g含胆固醇600~700mg的食物	全鸡蛋、鸭蛋、全鹅蛋、全松花蛋、小虾米
每100g含胆固醇400~500mg的食物	猪肾、鸡肝、鸭肝、蟹黄（鲜）、蚬子
每100g含胆固醇300~400mg的食物	猪肺、羊肝、猪肝
每100g含胆固醇200~300mg的食物	牛肝、甲鱼、乌贼、鱿鱼、螃蟹肉、黄油
每100g含胆固醇100~200mg的食物	肥猪肉、猪肚、猪肠、猪舌、猪肉松、牛肚、肥羊肉、羊肚、鸭肫、鲢鱼、鳗鱼、对虾、青虾、螺肉、全奶粉、干酪
每100g含胆固醇100mg以下的食物	瘦猪肉、瘦牛肉、瘦羊肉、兔肉、鸭肉、鲤鱼、鲫鱼、青鱼、草鱼、蛙鱼、马鲛鱼、白鱼、鳜鱼、白虾、海参（不含胆固醇）、海蜇、牛奶、羊奶、脱脂奶粉

（王垚）

54. 怎么吃可以远离冠心病

许多危险因素，比如家族史、高龄，高血压、糖尿病、高脂血症、肥胖，大量吸烟、饮酒，不运动，都会导致动脉硬化，引起冠心病。那么除了均衡膳食之外，还可以如何远离冠心病呢？

著名的地中海膳食模式以橄榄油作为主要的食用油，因为其含有的单不饱和脂肪酸对心血管具有保护功效。单不饱和脂肪酸以油酸为代表，多存在于茶油、红花籽油和橄榄油中。

以 α-亚麻酸为代表的多不饱和脂肪酸多存在于亚麻籽油、紫苏籽油、深海鱼油和藻油等中，在心血管疾病、糖尿病、癌症、阿尔茨海默病等疾病的防治中具有一定作用。所以，食用油应尽可能选择植物油，少用动物油。

（王垚）

55. 脑血管病患者饮食原则有哪些

首先，脑血管病的患者在饮食上一定要做到平衡膳食，就是选择多种食物，达到营养合理，以保证充足的营养和适宜的体重（$18.5kg/m^2 \leqslant BMI \leqslant 23.9kg/m^2$）。每日推荐摄入谷薯类、蔬菜水果类、肉禽鱼乳蛋类、豆类、油脂类共五大类食品，做到主食的粗细搭配。

其次，针对脑血管疾病的不同人群，进行相应的医学营养治疗，满足其在特定时期的营养需求；使其养成良好的饮食习惯，减轻高血脂、高血压、高血糖症状；提供适宜的能量和营养素，并考虑心理社会因素。

再次，在烹调方法上，应多用蒸、煮、炖、拌、氽、水溜、煨、烩等少盐少油烹调方式，易于消化和吸收。

针对吞咽障碍的患者，可将固体食物改成泥状或糊状。机械处理使固体食物柔软，质地更趋于一致，不容易松散，从而降低吞咽难度。吞咽障碍患者最容易误吸的是稀液体，在稀液体内加入增稠剂以增加黏度，可减少误吸，增加摄入量。注意在结构改变的食物中强化可能丢失了的营养成分，尽量让食物能引起患者食欲。

具体安排一日三餐时，要保证粮谷类和薯类食物的摄入量在 200~300g/d。优选低糖、高膳食纤维的种类，如莜麦、荞麦、玉米面、小米、燕麦、麦麸、糙米等。

建议每日蔬菜摄入量为 500g 以上，以新鲜绿叶类蔬菜为主，如菠菜、油菜、空心菜、生菜、莴笋叶等。

不伴有高血糖的脑血管疾病患者每日水果摄入量为 150g 左右。可优选西瓜、橙子、柚子、柠檬、桃子、杏、猕猴桃、枇杷、菠萝、草莓、樱桃等。

建议每日禽类、肉类食物的摄入量在 50~75g。优选低脂肪、高优质蛋白的种类，如鸽肉、火鸡腿、鸡胸肉、牛里脊、猪里脊等。

建议每日鱼虾类食物的摄入量在 75~100g。优选低脂肪、高优质蛋白，且含丰富多不饱和脂肪酸的食物，如海参、鲢鱼、青鱼、鲤鱼、带鱼、鳗鱼、鳕鱼等。

建议每日蛋类的摄入量在 25~50g（约 0.5~1 个鸡蛋），每天饮奶 300g 或相当量的奶制品。优选低脂肪、脱脂奶及其制品。

建议每天摄入 30~50g 大豆或相当量的豆制品。优选绿豆、黑豆、红小豆、黄豆、豆浆、豆腐、豆汁等。

坚果含丰富的蛋白质、脂肪、维生素、矿物质，建议每周摄入 50g 左右。优选开心果、大杏仁、白瓜子、核桃等。

做饭用油以植物油为主，不宜吃含油脂过多及油炸类的食物，如肥肉、动物油等。

不宜吃含盐高的菜品或腌制品，如咸肉、咸菜、熏酱食物等。每日食盐应不超过 5g，如果合并高血压，每日应不超过 3g。

不宜吃或少吃辛辣调味品及咖啡、浓茶等刺激性食物，还要戒烟、戒酒。

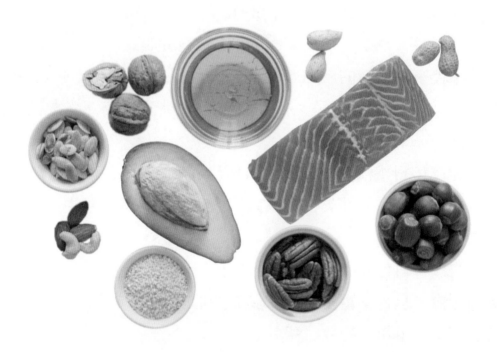

（王垚）

　老年人吃出健康好身体

56. 肥胖老年人需要减重吗

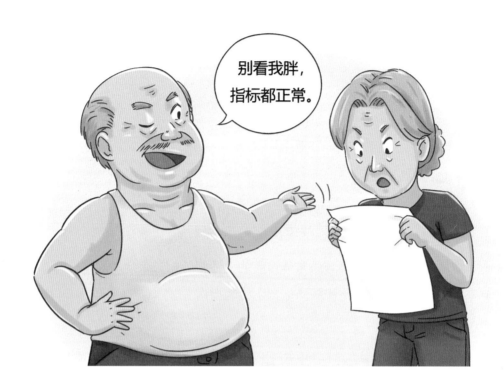

俗话说"一肥生百病"，肥胖可引起许多健康风险，易引发2型糖尿病、高血压、血脂异常和冠状动脉性心脏病等。无论男性还是女性，肥胖和超重均可增加全因死亡风险。体重指数的计算公式是 BMI = 体重（kg）/［身高（m）］^{2}。对于成年人来说，BMI 在 18.5~23.9kg/m^2 是标准体重，≥28kg/m^2 就是肥胖了。对于 65 岁以上老年人来说，BMI 最好不低于20.0kg/m^2，最高不超过 26.9kg/m^2。BMI 越高，出现并发症和死亡的风险越大。

肥胖者发生肥胖相关疾病或症状的相对危险度如下：

患以下疾病的相对危险度超过3倍
–2型糖尿病
–胆囊疾病
–血脂异常
–胰岛素抵抗
–气喘
–阻塞性睡眠呼吸暂停

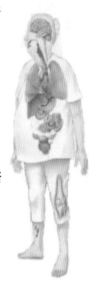

患以下疾病的相对危险度为1~2倍
–女性绝经后乳腺癌、子宫内膜癌
–男性前列腺癌、结直肠癌
–生殖激素异常
–生殖功能受损
–多囊卵巢综合征
–背下部疼痛
–麻醉并发症

患以下疾病的相对危险度为2~3倍
–冠心病
–高血压
–骨关节炎
–高尿酸血症和痛风
–脂肪肝

肥胖带来的危害

注：相对危险度是指肥胖者与正常体重者的上述肥胖相关疾病发病率之比。

资料来源：《中国成人超重和肥胖症预防控制指南》。

体重减轻的益处有降低糖耐量受损进展至糖尿病的发生率、降低高血压患者的血压，以及降低高脂血症患者的脂质水平；其他非心脏益处包括减少尿失禁、睡眠呼吸暂停和抑郁，以及改善生存质量、身体功能和活动度。所以，无论男女老少，都应控制体重。

（王垚）

57. 肌少症老年人怎么补充蛋白质

中老年人肌少症越来越受到关注。据推测，全球目前约有5 000万人罹患肌少症，预计到 2050 年，患病人数将高达

老年人吃出健康好身体

5亿。肌少症起病隐匿，但却会引起机体功能障碍，增加老年人跌倒、失能和死亡风险，严重损害老年人的生活质量和健康。

营养不良是肌少症发生的重要原因，也是其干预的主要靶点。推荐所有肌少症和可能肌少症的老年人进行必要的营养筛查。根据营养评估结果给予足够的能量摄入是保证肌肉量和肌肉质量的必要条件，尤其是足量的蛋白质补充。那么，老年肌少症患者应该如何补充蛋白质呢？

老年人的蛋白质合成效率下降，需要比年轻人更多的蛋白质进行肌纤维的合成，但老年人的口腔咀嚼功能下降，胃肠道消化功能明显减退，特别容易出现蛋白质的摄入不足。因此，推荐所有存在营养不良或营养风险的肌少症患者在自由进食的同时进行口服营养补充，并根据病情个体化选择适宜的肠内营养剂。对于非肌少症的 60 岁及以上老年人，建议每日摄入 1.0~1.2g/kg 体重的蛋白质，以预防肌少症的发生；对于明确诊断的肌少症患者，建议每日蛋白质摄入量达到 1.2~1.5g/kg 体重；而对合并严重营养不良的肌少症患者，每日蛋白质则需要补充到 1.5g/kg 体重以上；蛋白质摄入须平均分布于每日的 3~5 餐中。富含亮氨酸的优质蛋白质有利于促进蛋白质合成、减少肌少症的发生，推荐肌少症患者每日亮氨酸的最低摄入量为 55mg/kg 体重。

老年人，尤其是肾功能不好的老年人，建议补充优质蛋白质。哪些食物有助于补充蛋白质呢？

（1）蛋类食物：鸡蛋、鸭蛋、鹌鹑蛋，这些蛋类食物是优质蛋白质的重要来源。

（2）奶类食物：牛奶、羊奶，这些奶类食物为机体提供非常丰富的优质蛋白质。

（3）肉类食物：鸡肉、鸭肉、鱼肉、猪肉、牛肉、羊肉，这些肉类能够为机体提供非常丰富的优质蛋白质，但不包括肥肉。肥肉主要是脂肪，要获得优质蛋白质，必须是瘦肉。

（王垚）

58. 衰弱的老年人应该怎么吃

老年人如果出现浑身无力，应明确有无低钾血症，有无低钠血症，近期的进食量是否减少，是否有大汗、腹泻等不适症状。如果这些都没有，那应该考虑是否处于衰弱状态。

衰弱指的是系统生理储备的加速下降，由多系统损伤导致的临床综合征，表现为应激事件引起维持身体稳态能力脆弱的状态，从而增加不良健康后果的风险，包括跌倒、谵妄和残障，使老年人成为依赖群体。可以说，衰弱是衰老与病理性衰老的一种中间状态。衰老容易发展为衰弱，但并非衰老就一定出现衰弱。营养干预能改善营养不良衰弱老年人的体重下降，降低病死率。那衰弱患者应该怎么注意饮食呢？

（1）补充能量或蛋白质：补充蛋白质，特别是富含亮氨酸的必需氨基酸混合物，可以增加肌容量进而改善衰弱状态。老年人日常所需的蛋白质要略高于年轻人。健康成人每日需要蛋白质 0.83g/kg 体重，老年人需要 0.89g/kg 体重，衰弱患者合并肌少症时则需要 1.20g/kg 体重，应激状态时需要 1.30g/kg

体重。

（2）补充维生素 D（常联合钙剂）：当血清 25-羟维生素 D_3 水平 <100nmol/L 时，应考虑每天补充 800IU 维生素 D_3 以改善下肢力量与功能。

（3）运动：运动是提高老年人生活质量和身体功能的最有效方法。抗阻运动与有氧耐力运动是预防及治疗衰弱状态的有效措施。

（王垚）

59. 老年人血钾低吃什么

钾元素对于人体而言是一种非常重要的微量元素，能使体内的渗透压保持在适当范围内以及维持体液的酸碱平衡，还参与了细胞内糖和蛋白质的代谢过程，对维持心脏健康以及肌肉收缩、心律正常等来说有着非常重大的意义。以下是一些含钾丰富的食物：

主食：土豆、小米、黑米、鲜玉米、芋头、山药。

水果：牛油果、鲜枣、香蕉、山楂、榴梿、蜜枣、椰子、菠萝蜜、柿饼。

肉类：瘦猪肉、猪小排、瘦牛肉、瘦羊肉、鸡腿、烤鸭、泥鳅、鳝鱼、鲫鱼、带鱼、青鱼、黄花鱼、鲳鱼、虾米、鲈鱼。

豆类：黄豆、绿豆、红小豆、干豌豆、鲜毛豆、鲜蚕豆。

坚果：板栗、鲜花生、干核桃、炒葵花籽、黑芝麻、炒榛子、炒南瓜子、炒西瓜子。

蔬菜：红苋菜、紫菜干、海带、黄花菜、荠菜、菠菜、香菜、鲜蘑菇、金针菇、竹笋、韭菜、空心菜、莴笋、茭白、蒜苗、茼蒿、豌豆苗、藕。

（王垚）

60. 高钾血症的老年人应该怎么吃

血钾高于 5.5mmol/L 称为高钾血症，除了应用利尿剂排钾之外，还应该在食材选择上加强注意，尽量选择钾含量低的食材。

主食：淀粉、粉丝、粉条、藕粉每 100g 钾含量低于 100mg；稻米、南瓜每 100g 钾含量低于 150mg。

蔬菜：冬瓜、西葫芦、秋葵、西蓝花、绿豆芽每 100g 钾含量低于 100mg；大白菜、圆白菜、莴笋叶、茄子、生菜、丝瓜、洋葱、黄瓜、芥蓝每 100g 钾含量低于 150mg。

肉类：海参每 100g 钾含量低于 100mg；鸡肉、河蟹每 100g 钾含量低于 200mg。

乳品：牛乳、酸奶。

豆制品：豆浆、北豆腐。

水果：苹果、梨、木瓜、火龙果、红毛丹、桑葚、山竹、芦柑、西瓜每 100g 钾含量低于 100mg；柚子、杨桃、猕猴桃、杨梅、葡萄、菠萝、杧果、草莓、甜瓜、金橘、枇杷、李子每 100g 钾含量低于 150mg。

适当饮茶也是推荐的。茶原为中国南方的嘉木，茶叶作为一种著名的保健饮品，是古代中国南方人民对中国饮食文化的贡献，也是中国人民对世界饮食文化的贡献。茶树叶子制成茶叶，泡水后饮用，有强心、利尿的功效。

另外，钾是水溶性的，一般煮菜时，钾多溶于水中了，把菜汤倒了，不喝菜汤，可以减少饮食中的钾。

（王垚）

61. 口服营养补充剂离您有多远

老年人随年龄的增加会在以下各方面出现不同程度的生理功能下降。口腔：黏膜萎缩、牙龈萎缩、牙齿松动脱落、舌黏膜变薄、舌乳头萎缩、味蕾减少、舌肌萎缩、运动能力下降、咀嚼及吞咽受限。食管：蠕动能力减退，部分老年人出现第三蠕动波，不利于食物入胃。胃：胃肠黏膜萎缩，血液供应减少，胃肠肌肉松弛无力，胃肠蠕动能力减退，胃排空延迟。消化酶：唾液淀粉酶、胰脂肪酶、胰淀粉酶、胰蛋白酶、胃蛋白酶等消化酶活性下降。小肠：小肠黏膜表面积减少。因此老年人容易出现吞咽困难、便秘、腹泻、上消化道出血、便血、急性与慢性腹痛、黄疸等临床表现。

人体需要碳水化合物、脂肪（脂质）、蛋白质、维生素、矿物质和水这六大营养素才能生存。为了健康，人体需要特定数量的营养素。老年人的营养需求取决于多种因素，包括：具体的健康问题及相关器官系统受损情况；活动水平、能量消耗及能量需求；获取、制备、摄入和消化食物的能力；个人对食物的偏好。

大量数据显示，营养不良是目前常见的公共卫生问题，在老年人、恶性肿瘤患者及其他慢性消耗性疾病患者中发生比例可高达60%~80%。

口服营养补充剂是指除正常食物外，经口途径补充性地摄入用于特殊医学目的的膳食食品。口服营养补充剂是无肠内营养禁忌证的营养不良或营养风险者首选的营养治疗方式。

（王垚）

62. 喝骨头汤能不能治骨质疏松

传统观念认为"以形补形"。骨头具有坚实的物性，人体中99%的钙都存在于骨头中，人们自然而然会认为，骨头熬汤可以将钙熬进汤中，把汤喝下去就可以达到补钙的效果。

其实不然，骨头里的钙是以磷酸盐形式存在的，很难溶于水，不管用多少骨头炖汤或炖多长的时间，都不能增加骨头汤的钙含量。即使在熬汤的时候加一点醋，有利于钙的溶出，但依然远远不能满足人体的需要。骨头汤里钙含量非常低，反而脂肪含量很高。事实上，如果天天喝骨头汤反而容易导致肥胖、高尿酸，甚至高血脂。

引起骨质疏松的常见原因有体力活动少、吸烟、过量饮酒、过多饮用含咖啡因的饮料、营养失衡、蛋白质摄入过多或不足、钙和/或维生素D缺乏、高钠饮食、体重过低等。

治疗骨质疏松症首先应调整生活方式：①加强营养，均衡膳食：建议摄入富含钙、适量蛋白质和低盐的均衡膳食，推荐每日蛋白质摄入量为 0.8～1.0g/kg 体重，并且每日摄入牛奶 300ml 或相当量的奶制品。②充足日照：春、夏和秋季 10:00—15:00 将面部和双上臂暴露于阳光 5～30 分钟，每周 3 次即可达到预防目的，促进体内维生素 D 的合成。尽量不涂抹防晒霜，以免影响日照效果。但须注意避免强烈阳光照射，以防灼伤皮肤、增加患皮肤癌的风险。③规律运动：建议进行有助于骨健康的体育运动和康复治疗。运动可改善机体敏捷性、力量、姿势及平衡等，减少跌倒风险，还有助于增加骨密度。适合于骨质疏松症患者的运动包括负重运动及抗阻运动，推荐规律的负重运动及肌肉力量练习，以减少跌倒和骨折风险。肌肉力量练习包括重量训练、其他抗阻运动，以及行走、慢跑、太极拳、瑜伽、舞蹈和打乒乓球等。运动应循序渐进、持之以恒。骨质疏松症患者开始新的运动训练前应咨询临床医生，进行相关评估。④戒烟。⑤限酒。⑥避免过量饮用咖啡。⑦避免过量饮用碳酸饮料。⑧尽量避免或少用影响骨代谢的药物。

然后应给予骨健康基本补充剂：①钙剂：成人每日钙推荐摄入量为 800mg（元素钙），50 岁及以上人群每日钙推荐摄入量为 1 000～1 200mg。尽可能通过饮食摄入充足的钙，饮食中钙摄入不足时，可给予钙剂补充。营养调查显示，我国居民每日膳食约摄入元素钙 400mg，故尚需补充元素钙 500～600mg/d。②维生素 D：充足的维生素 D 可增加肠钙吸收、促进骨骼矿化、保持肌力、改善平衡能力和降低跌倒风险。65 岁及以上老年人推荐摄入量为 600IU/d，维生素 D 用于骨质疏松症防治时剂量可为 800～1 200IU/d。维生素 D 不足会影响其他抗骨质疏松药的疗效。

最后应到医院接受正规的抗骨质疏松药物治疗：①骨吸收抑制剂：双膦酸盐、降钙素类、绝经激素（雌/孕激素）、选择性雌激素受体调节剂（雷洛昔芬）；②骨形成促进剂：甲状旁腺素类药物（特立帕肽）；③其他机制药物：锶盐（雷奈酸锶）、活性维生素 D 及其类似物、维生素 K 类（四烯甲萘醌）、 RANKL 抑制剂（地舒单抗），以及传统中药。

（王垚）

63. 慢性肾脏病患者应该怎么吃

慢性肾脏病（CKD）患者应做到平衡膳食：限制蛋白，充足能量，适量钾、钙，限钠、磷，重视食物选择，定量和合理计划餐次及能量、蛋白的分配。一日三餐可以将每日进食量分成 4~5 份进食，比如早餐占 20%~30%、午餐占 30%~35%、晚餐占 30%~35%、加餐占 5%~10%。

食物选择：

（1）蛋白质：限制植物蛋白摄入，淀粉替代。每日蛋白质摄入量 CKD1~2 期的患者 0.8~1.0g/kg 体重，CKD3~5 期未透析的患者 0.6~0.8g/kg 体重，其中 50% 应来自优质蛋白质。因减少蛋白质的摄入，建议用藕粉、低蛋白米来代替部分普通主食补充能量，这样可以吃更多的肉、蛋、奶、豆等优质蛋白质。

（2）碳水化合物：在合理摄入总能量的基础上适当提高碳

水化合物的摄入量，碳水化合物供能比应为 55%～65%，有糖代谢异常者应限制精制糖摄入。能量不足时，考虑适当增加碳水化合物及植物油摄入。血磷、血钾升高时，为控制磷和钾的摄入，建议食用细粮。为帮助控制血糖，可补充膳食纤维（如菊粉、燕麦 β-葡聚糖等）。

（3）脂肪：摄入量较普通人增多。脂肪供能比应占总能量的25%～35%；饱和脂肪不超过 10%；反式脂肪酸不超过 1%；适当提高 ω-3 脂肪酸和单不饱和脂肪酸摄入。

（4）矿物质：限磷、限钾（根据病情）。钠低于 2 000mg/d；钙不超过 2 000mg/d；磷不超过 800mg/d；肾小球滤过率（GFR）<20～25ml/min 时限制钾摄入；贫血时补充铁。定期监测肾功能、血钾、血磷、蛋白质，防止发生高钾血症、高磷血症、低蛋白血症。

（5）维生素：适量补充天然维生素 D，改善矿物质和骨代谢紊乱。

（6）其他微量元素：维持血中正常范围。

（7）膳食纤维：14g/1 000kcal。

一日三餐应该做到：

限制米面类等植物蛋白的摄入量，采用小麦淀粉（或其他淀粉）作为主食部分代替普通米面类食品。可选用马铃薯、白薯、藕、荸荠、澄粉、山药、芋头、南瓜、粉条、菱角粉等富含淀粉的食物替代普通主食，也可选用低磷、低钾、低蛋白质的米面类食品替代普通主食。将适量的奶类、蛋类或各种肉类、大豆蛋白等富含优质蛋白质的食品作为蛋白质的主要来源。

慎选高磷食物，如动物肝脏、坚果类、干豆类、蛋黄、奶酪、芝麻酱和各种含磷的加工食品等。不吃高钠食物，包括咸菜、榨菜、咸鱼、咸肉、腌制食品、火腿，以及加碱或发酵粉、小苏打制备的面食和糕点。

当病情需要限制含钾高的食品时，应慎选水果、马铃薯及其淀粉、绿叶蔬菜等。

当患者能量摄入不足时，可在食物中增加部分碳水化合物及植物油以达到所需能量。

（王垚）

64. 透析患者饮食应该注意什么

血液透析及腹膜透析患者首先应该注意蛋白质的摄入量。不同于非透析患者要求的低蛋白饮食，透析患者摄入蛋白质推荐量为每日 1.0~1.2g/kg 体重，当合并高分解代谢急性疾病时，蛋白质摄入推荐量增加到每日 1.2~1.3g/kg 体重，其中至少 50% 来自优质蛋白质（肉蛋奶）。可同时补充复方 α-酮酸制剂每日 0.075~0.12g/kg 体重，再根据患者的体重、年龄、饮食史、合并疾病及应激状况进行调整。

其次，各期 CKD 患者钠摄入量应低于 2 000mg/d，磷摄入量应低于 800mg/d，钙摄入量不应超过 2 000mg/d。当 CKD 患者出现高钾血症时，应限制钾的摄入。当出现贫血时，应补充含铁量高的食物（牛肉、猪肝等）。长期接受治疗的 CKD 患者需

老年人吃出健康好身体

适量补充天然维生素 D，以改善矿物质和骨代谢紊乱。必要时可选择推荐摄入量范围内的多种维生素制剂，以补充日常膳食之不足，防止维生素缺乏。其他微量元素以维持血液中正常范围为宜，避免发生血液电解质异常。根据每日摄入能量，推荐膳食纤维摄入量为 14g/1 000kcal。

最后，CKD 患者出现少尿（每日尿液量小于 400ml）或合并严重心血管疾病、水肿时需适当限制水的摄入量，避免喝得多尿不出来，加重水肿。

（王垚）

65. 过敏的人能吃海鲜吗

海鲜和坚果是引起大多数成人过敏的两类食物。在成年人食物过敏病例中，海鲜过敏（鱼类、甲壳类、贝类和软体动物）是第二常见的食物过敏，在全世界的患病率为 1%~2%。一项研究表明，40%~60% 的海鲜过敏发生在成年期。大多数海鲜过敏患者要么对 ≥1 种有鳍鱼类过敏，要么对 ≥1 种甲壳类、贝类、软体动物过敏，只有 10% 的患者会对这两类食物都过敏。因此，对1 种食物（如虾）过敏的患者，通常可以放心地食用其他类型的海产品（如鱼及部分软体动物），过敏专科医生可帮助患者判断哪些海鲜可以耐受。

另外，海鲜过敏与放射性造影剂过敏无关。虽然过敏性疾病患者（如哮喘、变应性鼻炎、特应性皮炎或食物过敏）在进行影像学检查之前除了尽可能控制好哮喘症状外，并不需要其他特别的预防措施，但其使用静脉碘造影剂出现重度不良反应的风险是非过敏性疾病患者的 3 倍。这些增加的风险大多与哮喘有关，海鲜过敏并没有使上述风险额外增加。

（王垚）

　　　　　　　　　　　　老年人吃出健康好身体

三、中国传统饮食文化

66. 圣人孔子是如何说饮食的

孔子是我国古代伟大的思想家、政治家、教育家，儒家学派创始人。其实，孔子在饮食养生方面也颇有心得。春秋时代中国人的平均寿命在 30 岁左右，而孔子享年 72 岁（前 551—前 479）。除先天条件等因素外，饮食习惯的帮助必不可少。

孔子在饮食方面的观点和要求，可能不亚于思想文化领域的成就，甚至可以说孔子的"食观"某种程度决定了中国的美食传统。

"食不厌精，脍不厌细"应该是知晓度最高的孔子"美食语录"了，说的就是对饮食要求的总纲，即食物必须进行精细加工，才更适合人食用。需要注意，此处的"精"和"细"是相对当时粗糙的生产水平而言的精制加工，并非我们现在说的精米精面。

孔子关于饮食的叙述主要出自《论语·乡党》，其中提到十余条"不食"的饮食方针：

粮食放久、变味了，鱼、肉腐烂了，不吃；食物颜色变了，不吃；气味变了，不吃；烹调不当，不吃；不合时令（反季节）的东西，不吃；肉切得不方正（主要指礼仪方面的要求），不吃；佐料放得不适当，不吃；食肉量不能超过主食的量；酒不限量，但不喝醉；从外面买来的肉干和酒，不吃；每餐必须有姜，但也不多吃；持续两三天的国家典礼分到的肉不能过夜；祭祀的

老年人吃出健康好身体

肉超过三天，不吃。

除了针对礼仪等提出的饮食禁忌，这十余项饮食原则大部分都符合现代饮食卫生标准。比如由"沽酒市脯不食"引申到"尽量减少外出就餐"，近些年才被提出。

（王新宇）

67. 百岁药王孙思邈有哪些饮食养生方法

孙思邈，唐代医药学家、道士，被后人尊称为"药王"。关于这位传奇人物的寿命一直存在争议，从 101 岁到 165 岁的说法都有。但不管怎样，孙思邈至少也是一位百岁老人，即便放在现在，也是老寿星了。

除了本身精通医术，孙思邈之所以能长寿，和讲究饮食密不可分。他认为，把饮食作为人活着的根本，能通过饮食对人体生理、心理进行调节的医生才是好医生。"药王"注重通过饮食防病治病、强身健体，在他的巨著《千金要方》中有"食治"专篇进行阐述。

中医把一年分为五个季节，春、夏、长夏、秋、冬，以对应人体肝、心、脾、肺、肾五脏。

春属木，主肝，主酸，肝旺克脾。春天肝火旺盛，饮食上要少酸味以抑制肝火，加些甘味以养脾气。夏主心，主火，主苦。秋主肺，主金，主辛。火克金，在夏季做补养秋季之事，稍减苦味，即是泻心之意，防止心强克肺，增加辛味食品，以养肺气。以此类推，秋季之时，防止肺金克肝木，饮食上减辛泻肺，增加酸味，以养肝气。冬季之时，防止水盛克火，减少咸味食品，增加苦味，以养心。环环相扣，五脏不伤。

除了根据季节调整饮食，孙思邈还提出饮食要注意卫生防病、调配五味不偏食、饮食清淡节制等原则，并对果、菜、谷、肉、乳等200多种食物进行了分析。

（王新宇）

68. 食圣苏东坡的饮食观念

苏轼，字子瞻，号东坡居士，世称苏东坡，是我国北宋时期著名的文学家、书画家、美食家。

苏东坡爱吃，也会吃，在饮食养生方面颇有心得。在他成书的笔记《东坡志林》中详细记录了自己关于健康饮食的体会。

《东坡志林·记三养》说："东坡居士自今日以往，不过一爵一肉。有尊客，盛馔则三之，可损不可增。有召我者，预以此先之，主人不从而过是者，乃止。一曰安分以养福，二曰宽胃以养气，三曰省费以养财。"

意思是，从今往后，我每顿饭不超过一杯酒、一种肉食。来了客人，丰盛的饮食可增加三倍，只能少不能多。有人请我吃饭，我就提前把这个标准告诉他，如果超标就说服制止他。一能守本分养福运，二能减轻肠胃负担养脾胃之气，三能节省开支聚养家财。"

《东坡志林·赠张鹗》中说："吾闻战国中有一方，吾服之有效，故以奉传。其药四味而已：一曰无事以当贵，二曰早寝以当富，三曰安步以当车，四曰晚食以当肉。夫已饥而食，蔬食有过于八珍，而既饱之余，虽刍豢满前，惟恐其不持去也。"

　　　　　　　　　　　老年人吃出健康好身体

意思是，我听说战国时有个药方，我用了有效果，所以恭敬地呈出来。药方只有四味：一是把平安无事视为珍贵，二是把早睡觉视为富裕，三是把散步视为车马，四是把推迟吃饭视为美味。感到饥饿再吃饭，蔬菜吃起来也会超过珍馐美味。吃饱之后，即使大鱼大肉摆满眼前，也唯恐别人不端走。"

（王新宇）

69. 中医为什么说饮食能延缓衰老

中医认为，人生活在天地间，和万事万物一样处于自然中，和自然具有相通相应的关系，遵循同样的运动变化规律。这种天人合一的关系体现在包括饮食在内的生活的方方面面。

药食同源是中医学中重要的观点之一。早在两千多年前，古代医家就认识到饮食的性质对机体生理和病理方面的影响。经过数千年的实践和探索，逐渐形成在中医理论指导下，应用食物来保健强身、预防和治疗疾病、延缓衰老、促进机体康复的学科——中医饮食营养学。它和药物疗法、针灸、推拿等一样，都是中医学的重要组成部分。从某种意义上讲，中医饮食营养学在老年医学领域占有更重要地位。

衰老是生物体生命过程的自然规律，机体在生长发育完成之后，便逐渐进入衰老的过程。在对衰老原因的认识上，中医认为造成衰老的因素可以概括为七点：肾阳亏虚、脾胃虚衰、心脏虚衰、肝脏衰惫、肺脏衰弱、精气衰竭、阴阳失调。

中医学非常重视脏腑功能和精气神的作用，强调阴阳协调对人体健康的重要意义。中医认为，食用不同性质、作用的食物可以起到补益脏腑、填精益气、调和阴阳的功效，从而有效地延缓衰老。

（王新宇）

70. 核桃虾仁温肾阳

肾为先天之本，人的生长发育和衰老与肾脏的关系极为密切。肾阳虚则人体各机能减弱，使衰老加速。在食物选择时，应注意多摄入具有补益肾阳作用的食物，如核桃、虾仁等。

核桃，也称胡桃，甘，温，入肾、肺经。可补肾固精、温肺定喘、润肠。核桃质润、滋补，适于老年体虚、病后津亏所致的大便秘结、头晕耳鸣等症状。

虾仁，具有补肾壮阳、健胃的功效，熟食能温补肾阳。凡久病体虚、短气乏力、面黄肌瘦者，可作为食疗补品，健康人食之可健身强力。

此类食物性多温燥，凡有阴虚火旺的症状时应该慎用，以免发生助火劫阴的弊害。

（王新宇）

71. 龟甲海参补肾阴

随着年龄的增长，肾阳亏虚，肾阴也会随之减少，而至肾阴亏虚。可选择搭配具有滋补肾阴作用的食物，如龟甲、海参等。

龟甲，又称龟板，咸、甘，平，入肾、心、肝经。龟甲具有滋阴潜阳，益肾健骨等功效，可用于肾阴不足、骨蒸劳热、潮热盗汗，或阴虚阳亢以及热病伤阴、阴虚风动等症状。

海参，甘、咸，温，入心、肾二经。海参具有补肾益精，养血润燥等作用，可用于精血亏损、虚弱劳怯、阳痿、梦遗、小便频数、肠燥便艰等症状。

（王新宇）

72. 人参鸡补肺气

肺的生理功能减弱。可见咳喘无力、气短，活动后加重，痰液清稀、声音低怯、神疲体倦、面色㿠白、畏风自汗等。可选择具有补肺益气作用的食物，如人参、鸡肉等。

人参，甘，平，入脾、肺经。具有大补元气、补肺益脾、生津、安神等功效。可用于肺气虚导致的呼吸短促、行动乏力、动辄气喘等症状。

鸡肉，甘，温，入脾、胃经。具有温中、益气、补精、添髓、降逆等功效。可用于虚劳瘦弱、脾虚泄泻、消渴等症状。

（王新宇）

73. 百合补肺阴

中国传统医学认为，肺为娇脏，喜润恶燥。秋季燥邪易伤肺阴，可引起一系列干燥失润及虚热见症，如鼻咽干燥、干咳少痰、皮肤干燥等。

百合，性味微寒，甘，入心、肺、胃经。有补肺阴、清肺热、养阴润肺、止咳化痰、养心阴、清心热、清心安神、养胃阴、清胃热之功效，很适合秋季食用，以防止干燥、寒冷的空气诱发肺脏疾病，出现秋燥干咳、肺热久咳，痰中带血和痨热咳血等。虚烦不安、失眠多梦者亦可食用。同时，应避免吃过于辛辣的食物。

另外，民间也常有用白果益肺之说。白果，为银杏的种子，性味平、苦、涩、甘，有小毒，入肺经。有敛肺、定喘、化痰之功效。白果"经霜乃熟"，可以助"肺金之气"下降，故其收敛肺气功能较强。白果又有补肺虚之功，对于肺气亏虚所致的痰多、咳嗽、咳喘有很好的调理作用。但白果有毒，在食用的时候要注意是否煮熟，也不可大量食用。中毒可出现腹痛、吐泻、发热、发绀、昏迷、抽搐，甚至呼吸麻痹、死亡。所以，不建议用白果做日常保健食用。

（王新宇）

74. 黄芪猪蹄汤补气血

中国传统医学认为，气血乃人之根本，血气不和，百病乃变化而生。气和血是组成人体的基本物质。气血亏虚一般表现为面色无华、精神不振、肢倦乏力、心悸失眠等。平素调养可以从饮食入手，吃些补气养血的食物，合理膳食，调理脾胃，注意锻炼，促进机体气血运行，不要过度劳累。

黄芪，性味微温、甘，入脾、肺经。有补气健脾、升阳举陷、益卫固表、补气行血之功效。主治脾气虚、肺气虚、气血虚等证，为补中益气要药。气为血之帅，血为气之母。气能生血，著名的当归补血汤即以黄芪为君药，补气生血。气血虚者首选黄芪、当归。

猪蹄，富含蛋白质、脂肪、碳水化合物、维生素、钙、磷、铁、镁等营养成分，有助于造血。缺铁性贫血以及体质虚弱者，可以适当吃猪蹄。

黄芪猪蹄汤有很好的补益气血作用，适用于气血亏虚、经络不畅、肢软乏力、脑力衰退等人群。但是吃的时候要注意适量，因其属于比较油腻的食物，如果长期大量食用也会加重肠胃负担，导致患者出现腹痛、腹胀等消化不良的情况。

（李金辉）

75. 山药健脾胃

中国传统医学认为，脾主运化。健脾胃有助于防病抗衰老。肾为先天之本，脾胃为后天之本，衰老与脾肾关系密切。补益脾胃，以后天弥补先天，填补肾脏精气，以延缓人体衰老。调理脾胃、促进代谢、健脾扶正，增强机体防御功能，亦可防病抗衰。

山药，性味平、甘，入脾、肺、肾经。有益气养阴、补脾肺肾、固精止带之功效，长于健脾。脾胃虚弱、肠胃不好的人，平时可适当多吃一些山药，有助于健脾胃、助消化。脾阳虚或胃阴虚者皆可食用，尤宜于脾胃虚弱、食少体倦、泄泻等症。

现代研究发现，山药中的多酚氧化酶以及淀粉酶等成分，有促进消化吸收作用；黏液蛋白、维生素及微量元素能有效阻止脂质在血管壁的沉淀，预防心血管疾病，有益志安神、延年益寿的功效，也可以用来抗衰抗老。

人参、白术、茯苓、灵芝、大枣等，也有健脾胃、抗衰老之功效。

（李金辉）

76. 鸡心小麦养心气

中国传统医学认为，心主神明，为五脏六腑的大主，生命活动的根本。先天禀赋不足、年老体衰、久病、劳心过度等均可导致心气耗损出现心气虚，心脏功能衰退，引起的一系列的临床表现，如心悸、胸闷、气短、自汗、乏力、眩晕等。气虚严重见阳虚，亦可见心痛、畏寒、肢冷、面色苍白、脉细无力或结代等。

治宜以补益心气为主。民间流行"吃什么，补什么"的说法。猪心、鸡心等动物心脏，为补益心气之佳品。

鸡心，有养心、益气补血、镇静安神之功效，可用于心气虚、心血不足、心神失养等证。现代研究发现，鸡心富含蛋白质和脂溶性维生素，如维生素 A、维生素 D，能够促进人体生长发育、提高机体的抗病能力、预防缺钙等。

小麦，性味甘、平，入心经。善于养心以宁神志，尤宜于神志失常以及夜寐不安等心神不宁之症，常配伍炙甘草、大枣等药同用，有养心安神的作用。心脾两虚与衰老密切相关。现代研究表明，小麦有增强免疫、抗老防衰之功效。麦麸皮富含 B 族维生素，小麦胚芽油中富含维生素 E，可抗老防衰，增强人体抗病能力，防治癌症等多种疾病，适宜老年人食用。

鸡心小麦粥可作为药膳以养心气，用于心气亏虚、心悸、气短、心神不安的人群。

龙眼肉、大枣、茯苓等有补益心脾作用的药食材也可以补心抗衰老。

（李金辉）

77. 猪血养肝

中国传统医学认为，肝主藏血，肝主疏泄，有贮藏和调节血液的功能。肝阴、肝血常不足，常见头目眩晕、目睛干涩、两胁隐痛、面部烘热、口燥咽干、五心烦热等临床表现。肝血不能荣筋养目可见肢麻不仁、关节屈伸不利、爪甲不荣、眩晕眼花、两目干涩、视物模糊等症。肝血不足常可导致冲任不足和血虚生风，可引起月经量少乃至闭经。虚风内动，可见皮肤瘙痒、筋惕肉瞤等表现。肝阴血虚也与衰老密切相关。

猪血，性味甘、苦、温，有补血活血之功效，可以起到养肝护肝之作用。猪血中含铁量比较丰富，容易消化吸收，吃猪血可以起到良好补血效果。现代研究表明，猪血富含维生素 B_2、维生素 C、蛋白质、铁、磷、钙等营养成分，能加强肝脏代谢，帮助肝细胞修复。肝之阴血亏虚，当补养肝血为主。所以，吃猪血有助于补益肝之阴血，肝阴血亏虚者可适量食用。不吃猪肉、猪血者，也可食用鸭血、羊血等，同样可以补血养肝。

猪血含丰富的微量元素，可以在一定程度上起到防癌作用，也可以预防动脉硬化，治疗营养不良及心血管疾病等。猪血可以提高人体记忆力，是由于猪血中含有丰富的磷脂。它可以增强年轻人记忆力，防止老年人发生阿尔茨海默病，故而有一定的养肝抗衰老作用。

（李金辉）

78. 如何搭配五行菜抗衰老

人之衰老，表现为五脏功能的衰退。心气虚衰，老年人多失眠、多梦、健忘。脾阳虚衰，可见食少、腹胀、便溏或便秘。肺气虚衰，可见久咳不止或憋喘、气短、嗅觉不好，清涕自出。肾精虚衰，性功能减退、腰膝酸软、小便无力、尿频。肝阴血虚衰，肝血不荣，筋失濡养，动作迟缓，关节运动障碍等。

五脏虚衰应如何调理？人们用青、赤、黄、白、黑5种颜色的蔬菜搭配做成一道美食，称为"五行菜"。五色分别对应木、火、土、金、水五行，能入肝、心、脾、肺、肾五脏，从而滋养五脏，调节脏腑平衡，预防五脏衰老。

五行菜汤是用萝卜叶、胡萝卜、牛蒡、白萝卜、香菇加水熬制而成的汤水。萝卜叶富含叶黄素、挥发油，挥发油中含 α、β-己烯醛及 β、γ-己烯醇，具有促进吸收、润肠通便、护眼明目的功效。胡萝卜含有大量的胡萝卜素，能明目、增强免疫力、抗衰老。牛蒡具有清热、利咽、化痰之功。白萝卜可顺气、助消化、宣肺降气。香菇能扶正气，调节免疫力。5种食材合用，味道鲜美，营养丰富。五行菜汤富含膳食纤维、维生素、矿物质等，能调节五脏，延缓衰老。

其他五色时蔬瓜果亦可搭配成"五行菜"，以五色入五脏以补五脏，抗衰老。如各种绿色蔬菜，红色如红辣椒、红菇、红

老年人吃出健康好身体

薯、胡萝卜、西红柿等，黄色如黄椒、南瓜、玉米、黄豆芽、黄花菜等，白色如白莲藕、白萝卜、竹笋、茭白、冬瓜等，黑色如茄子、海带、黑香菇，黑木耳等，皆可搭配成菜。

另有一物，名曰马齿苋，又名五行草、长寿菜，其叶子为青色，梗为赤色，花为黄色，根是白色，种子是黑色。中医认为马齿苋入心经，可以清心火；入肺经，可以散肺热。马齿苋的营养价值非常高。现代研究发现，马齿苋可以抗菌消炎，降血压、保护心脏，预防糖尿病，调节人体内糖分的平衡，预防血小板凝聚和血栓形成，故而有很好的预防保健作用。蒜泥凉拌、清炒或晒干炒肉，皆为美味。

（李金辉）

79. 如何选择养生粥

养生粥源自中国千年传统文化，备受历代养生医家重视。粥自身营养丰富，是其他营养食物的绝佳载体。根据个人体质，辨证配伍适宜的药食材，就能起到相应的预防保健作用，事半功倍。

粥可增进食欲，补充身体需要的水分，营养丰富，易于消化，是养生保健的佳品。粥既适合做早餐，也适合做夜宵。早餐喝粥使肠胃得到滋养，不增加消化系统负担，夜宵喝粥，帮助睡眠。药膳粥可辅助保健养生，预防疾病，调理慢性病，延年益寿。

煮粥的方式有多种，常规灶具、高压锅、电饭煲等都可用来煮粥，方法则通常用传统的煮和焖。常规灶具旺火煮开，小火慢

三、中国传统饮食文化

093

炖，煨至烂熟。应注意，水要一次加足，煮粥用的食材淘洗干净直接下锅，不宜长时间浸泡，以免养分流失。配方中有不能直接食用的药材，可先熬煮中药，以过滤好的药汁煮粥。

养生粥的选择，应根据个人体质在中医医师的指导下，辨证选用合适的药材及食材。个人体质不同，食用的药材不尽相同，如不经辨证任意选择，有可能会背道而驰。如脾虚痰湿体质应选择以健脾化湿为主的药食材做养生粥，如茯苓、莲子、薏米、芡实，而不应盲目选用枸杞子、麦冬、百合等以滋阴为主的药物，否则不但起不到健脾化湿的作用，反而滋腻碍胃，影响脾胃运化，助长湿邪。

根据体质，养生粥可分为补气类、温阳类、滋阴类、补血类、行气类、化湿类、活血类等。也可根据脏腑分为养肝疏肝类、养心类、健脾化湿类、补肺润肺类、滋阴补肾类、温阳补肾类等。

气虚，见气短、体倦乏力、自汗者，可酌选西洋参、党参、太子参、黄芪、白术、山药、白扁豆、大枣、蜂蜜等搭配煮粥，补气益气。

阳虚，见畏寒肢冷、手脚冰凉、腹中冷痛者，可酌选杜仲、益智仁、菟丝子、沙苑子、核桃仁等搭配煮粥，补阳温阳。

阴虚，见五心烦热、潮热盗汗者，可酌选北沙参、百合、麦冬、石斛、玉竹、黄精、枸杞子、桑椹、黑芝麻等搭配煮粥，滋阴补阴。

血虚，见面色苍白、心悸、头晕、气短者，可酌选当归、熟地、白芍、阿胶、龙眼肉、黄芪、大枣等搭配煮粥，补血养血。

气郁，见神情抑郁、情感脆弱、烦闷不乐者，可酌选陈皮、

老年人吃出健康好身体

佛手、香橼、玫瑰花等搭配煮粥，行气解郁。

湿重，见困倦、昏沉、便溏、白痰多、肢体困重，舌苔白厚腻者，可酌选茯苓、薏米、莲子肉、芡实、荠菜等搭配煮粥，化湿除湿。

血瘀，见刺痛、瘀肿、肌肤甲错、舌色暗、舌下络脉迂曲怒张者，可酌选郁金、姜黄、丹参、牛膝、月季花、三七等搭配煮粥，活血化瘀。

其他许多药食同源的药食材亦可用来制作养生粥以保健养生，防治疾病。如山楂、乌梅、白豆蔻、肉豆蔻、杏仁、沙棘、赤小豆、绿豆、麦芽、金银花、桔梗、莱菔子、淡竹叶、淡豆豉、菊花、紫苏、葛根、槐米、蒲公英、白茅根、芦根、薄荷、藿香、覆盆子、鱼腥草、肉苁蓉、灵芝、天麻、山茱萸、小蓟、川贝、五味子、牛蒡、车前草、柏子仁等亦可在医生的辨证指导下选用，制作养生粥或养生药膳。

（李金辉）

80. 如何选择养生饮品

养生药膳制作工序复杂，一般由饭店制作，不适于日常保健长期食用。养生粥富含碳水化合物，对血糖有一定的影响，不利于稳定血糖，且制作时间长，只能在家中食用，因而有一定的局限性。养生饮品因便于携带、便于配制、便于饮用，而更利于日常养生保健之用。我们常用的保健饮品一般是选用合适的单味中草药或配伍成方代茶冲泡、煎煮，然后像茶一样饮用，或与茶叶配用，故称为代茶饮。

中药代茶饮是在中医理、法、方、药理论原则指导下，依据辨证或辨病与辨证相结合对病情的判断，为防治疾病、病后调理或养生保健而组方选药制成的剂型。

中药代茶饮可据病情需要辨证组方、随症加减，便于储存、易于携带，可随时多次饮用。其药用量轻，药性平和，故可长期服用，尤宜于预防保健及慢病调理。但是，治疗性质的中药代茶饮不可随意自行长期服用，应在中医医师指导下辨证饮用，及时调整配方。

传统代茶饮的煎服法，一般是将配伍的中药置于茶具养生壶中，加水煮沸 10~15 分钟，后代茶频饮。一般茎叶类的草药如茶叶，每种药材 3~5g，直接热水冲泡，即可充分溶出有效成分，每日 3~5 杯，就有较好的养生保健作用。

适宜代茶饮用的中药茎叶类草药较多，也有各种花类，如菊花、玫瑰花、月季花、金银花等。西洋参、党参、太子参、黄芪、大枣、蜂蜜、北沙参、百合、麦冬、石斛、玉竹、黄精、枸杞子、桑椹、龙眼肉、陈皮、茯苓、丹参、山楂、乌梅、沙棘、淡竹叶、紫苏、蒲公英、白茅根、芦根、薄荷、藿香、天麻、小蓟、五味子等皆可在医生的辨证指导下选用代茶饮。具体分类也可参见"如何选择养生粥"。

（李金辉）

81. 阳虚体质怎么饮食调

阳虚体质主要是由于人体内的阳气不足而出现畏寒怕冷等虚寒表现的体质状态。

老年人吃出健康好身体

体质特点：形体白胖，面色偏白而无光泽，平时特别容易怕冷，特别是背部和腹部特别怕冷，一到冬天就手冷，冷过肘关节，足冷，冷过膝关节，甚至整个四肢都发凉。四肢倦怠，唇淡色白，舌淡胖，常自汗出，脉沉乏力。大便不成形或者稀薄，或夜尿频多、小便失禁等。阳虚体质的女性，常会有痛经、月经延后、闭经等。阳虚体质的男性，常容易发生阳痿、早泄、滑精等性功能障碍。这种体质的人大多比较内向，不愿意参加社交活动，平时懒得说话，不爱活动，动作迟缓，反应较慢，情绪也比较消沉。

阳虚体质的饮食调养原则是"宜温热，忌生冷"，也就是宜温热食物，不宜生冷、冰冻之品。

阳虚体质的人应少吃生冷寒凉、易伤阳气，或滋腻味厚、难以消化的食物，如黄瓜、苦瓜、萝卜、藕、梨、西瓜、豆腐、猪肉、鸭肉、松子、花生、黑木耳、茭白、芹菜、冬瓜、茄子、空心菜、菠菜、香蕉、蜂蜜等。

阳虚体质宜食温热甘缓的食物。比较适合阳虚体质者的肉类有羊肉、鹿肉、黄牛肉、鸡肉、鹅肉等。阳虚体质可选食山药、香菇、胡萝卜、西红柿、土豆、南瓜、黄豆芽及叶菜等。阳虚者吃水果时要多吃偏热性能温阳益肾的水果或干果，比如桂圆、大枣、荔枝、榴梿、樱桃、核桃、腰果、板栗、松子等。这些食物进入身体后会让身体恢复生机和活力，补充更多所需要的阳气。

（李红）

　　阴虚体质是由于体内津液和精血少，而出现口燥咽干和手足心热等阴虚内热表现的体质状态。

　　体质特点：消瘦，面色红，常感手心、脚心发热，特别容易出汗，口干，咽燥，心中易烦，性情较急躁，不耐春夏，多喜冷饮，身体显得瘦弱，容易便秘。这种体质的人一般性情比较急躁、易怒，外向且好动。

　　阴虚体质者以酸甘苦咸的食物为佳，避免食用辛辣之味的食物。

　　阴虚体质者不宜食葱、姜、蒜、辣椒、花椒等辛辣食物。少食羊肉、狗肉、韭菜等性温燥烈的食物。平时出外就餐时要少吃川菜、湘菜等辛辣的菜肴，烟酒也不宜过度，否则会加重阴虚内热症状。

　　阴虚体质的人体内精血津液等阴液相对不足，饮食应当以敛阴、滋阴、补益、生津等为主。因此，酸味食物如醋、西红柿、石榴、乌梅、葡萄等，甘味食物如白菜、黄瓜、豆腐、蜂蜜、银耳、西瓜、鸭肉等，苦味的食物如苦瓜、荷叶、百合、猪肝等，咸味的食物如小米、海参、猪肉等，可以适当多食，以敛阴滋阴。

　　偏肾阴虚的人可以选择一些滋补肾精肾阴的食物，如龟肉、黑芝麻、桑椹、海参等；偏肺阴虚的人可选择猪皮、百合、梨、银耳、柿子、鸭蛋、苹果等滋补肺阴之品；偏肝阴虚的人由于肝肾同源，可多选择为滋补肝肾之阴的桑椹、鳖肉、黑芝麻等，并酌加菊花、决明子等清肝滋肝之品；偏于心阴虚的人应多选择滋补心阴的莲子、百合、龙眼肉、小麦、猪心等食物；偏于胃阴虚的人应当选择牛奶、鸭肉、香蕉、黑芝麻、甘蔗等以滋补胃阴为主的食物。

（李红）

83. 气虚体质怎么饮食调

气虚体质是由于脏腑功能低下，尤其是脾肺功能较弱，而出现疲乏、气短和自汗等气虚表现的体质状态。

体质特点：面色萎黄或淡白，经常出汗，活动尤甚。肌肉松软不实、形体松弛，倦怠乏力、慵懒，提不起精神。语音低怯，步态缓慢，常表现为头晕、健忘、自汗、乏力、便溏、腹胀、食欲减退、心悸、嗜睡、气短、胸闷、下肢水肿、小便清长、尿频、夜尿多、脉弱无力，血压偏低，便秘但不结硬或难以成形。由于元气不足，身体免疫力低，容易患病，病后不易痊愈；加上肺气虚，肺主皮毛，肺气虚时人体对环境的适应能力较差，气候变化、季节转换的时候，容易感冒。气虚时，中气下陷，易患各种内脏下垂，如胃下垂、脱肛、子宫脱垂等。这种体质的人性格多内向，胆小怕事，不喜欢冒险，情绪不稳定。

气虚体质的人应尽量少吃耗气的食物，如槟榔、空心菜和生萝卜等。而且，太寒凉和过于温热的食物都不行，太寒凉易伤脾胃，过于辛热易上火。

脾、胃、肺、肾都应当温补，气虚体质的人宜食用性质偏温、具有补益作用的食品，主要以健脾益气、清肺养胃的食物为主，如山药、扁豆、黄豆、黄米、小米、糯米、莜麦、大枣、香菇、桂圆、豆腐、鸡肉、鹅肉、兔肉、牛肉、鹌鹑、泥鳅、青鱼、鳜鱼、鲢鱼等。

（李红）

84. 血虚体质怎么饮食调

血虚体质是由于失血过多、久病耗血、脾胃虚弱、生化不足等造成血液不足，不能濡养机体的体质状态。

体质特点：形体偏瘦，肌肉松软，面色苍白，缺少光泽，嘴唇发白，指甲缺少血色，头晕眼花，肢体麻木，记忆力和性能力下降，经常感到疲惫不堪，舌质淡白，脉细无力，易发失眠、贫血等病症。妇女月经量少、延期，甚至闭经。这种体质的人性格偏内向，沉静。

血虚体质者忌食辛辣刺激性食物，比如大蒜、海藻、草豆蔻、荷叶、白酒、薄荷、菊花、槟榔等，若多吃常吃，易动火耗血。中医学认为"津血同源"，津液不足也会造成血液的不足。炒香的干果可以提供丰富的矿物质、维生素、脂肪、蛋白质等营养素，是日常的滋补、健脑、补钙佳品，但是血虚体质者若常吃炒货，就会造成津伤，也会加重血虚症状。

血虚体质者宜食以补血养血为主的食物，可选用黑米、芝麻、莲子、牛奶、乌骨鸡、羊肉、猪蹄、猪肝、猪血、羊肝、驴肉、鹌鹑蛋、甲鱼、海参、龙眼肉、荔枝、桑椹、蜂蜜、菠菜、黄花菜、松子、黑木耳、芦笋、西红柿等。

（李红）

老年人吃出健康好身体

85. 气郁体质怎么饮食调

气郁体质是由于长期情志不畅、气机郁滞而形成的，以性格内向不稳定、忧郁脆弱、敏感多疑为主要表现的体质状态。

体质特点：形体瘦者为多，面色苍暗或萎黄，平素面容忧郁，经常闷闷不乐、情绪低沉，易紧张、焦虑不安、多愁善感或容易受到惊吓；乳房及两胁部胀满，或走窜性疼痛，月经不调，痛经；胸闷，经常无缘无故地叹气，咽部经常有堵塞感或异物感；胃脘胀痛、呃逆嗳气、泛吐酸水、食欲较差；容易出现心慌、心跳快，失眠、气上冲逆，头痛眩晕；平素性情急躁易怒、易激动，或忧郁寡欢、胸闷不舒、头痛眩晕。这种体质的人性格内向不稳定，忧郁脆弱，敏感多疑。

气郁在先、郁滞为本，故疏通气机为气郁体质者的养生原则。

气郁体质者应少食收敛酸涩之物，如乌梅、南瓜、泡菜、石榴、青梅、杨梅、杨桃、酸枣、李子、柠檬等，以免阻滞气机，气滞则血凝。亦不可多食冰冷食品，如雪糕、冰激凌、冰冻饮料等。睡前避免饮茶、咖啡等提神醒脑的饮品。

气郁体质者应多食具有理气解郁作用的食物，如小麦、高粱、香菜、刀豆、葱、蒜、黄花菜、韭菜、火腿、海带、海藻、萝卜、佛手、金橘、山楂、槟榔、玫瑰花等。烹调时应选用羹、汤，忌香辣、煎炸、熏烤之类。也可少量饮低度酒，以活血化瘀，提高情绪。

（李红）

86. 肥胖痰湿体质怎么饮食调

肥胖痰湿体质是由于嗜食肥甘厚味或生冷之物,造成脾胃虚弱、运化失司,不能运化水湿导致痰湿内停的体质状态。

体质特点:体形肥胖,腹部肥满松软,面部皮肤油脂较多。多汗且黏,胸闷、痰多、面色淡黄而暗,眼泡微浮极易困倦,神倦、懒动、嗜睡。喜食肥甘甜黏,大便正常或不实。若病则咳喘痰多,或食少、恶心呕吐,身重不爽。平素舌体胖大、舌苔白腻等。

肥胖痰湿体质的人饮食以化湿运脾为原则。

肥胖痰湿体质者应少食辛辣食物,如辣椒、花椒;不宜多食助湿生痰之品,如大枣、糯米、百合、银耳、牛奶、阿胶等;少食羊肉火锅、烹炸、烧烤等辛温助热的食物;应减少饮酒。此外,痰湿体质之人还控制食量,不要暴饮暴食,进食速度不宜过快,必须吃早餐,晚饭要少吃。

肥胖痰湿体质者多选择具有健脾利湿、化痰祛痰的食材,如白萝卜、芹菜、莲藕、空心菜、荸荠、紫菜、海蜇、洋葱、枇杷、白果、大枣、扁豆、薏米、黄瓜、西瓜、冬瓜、绿豆、苦瓜、鸭肉、鲫鱼、莲子、红小豆、蚕豆、包菜等。

(李红)

87. 血瘀经脉不通体质怎么饮食调

血瘀经脉不通体质是由于气虚、血虚等造成血液运行不畅,导致瘀血内停、经脉不通的体质状态。

老年人吃出健康好身体

体质特点：面色以及皮肤晦滞，眼眶暗黑，口唇青紫。瘦人占多数，容易出现黄褐斑、肿瘤、月经不调、抑郁症等。另外，血瘀体质容易出现疼痛的症状，而且这种疼痛的特点是刺痛、位置固定，活动后会减轻，越不动越痛，遇寒吹风以及情志不畅时会发作或加重，还容易转化为慢性。因为血瘀体质者的细小血脉不通畅，使得药力较难达到病所，所以对药物治疗的反应会差一些。血瘀体质者常见表情呆板、面部肌肉不灵活，健忘、记忆力下降，而且因为肝气不舒展，还经常会心烦易怒。

血瘀体质者应控制食盐的摄入，过量的食盐会引起血脉滞涩不通。因酸性收引，血瘀体质者应当忌食味苦、酸和性寒的食物，如柿子、石榴等，以及可造成胀气的食物，如豆类、芋薯、甜食等。长期高脂饮食会增加血液黏度，导致气血流通受阻，因此血瘀体质者应避免食用动物内脏、煎炸等高脂食物。

血瘀体质可常食的果品类有山楂、金橘；蔬菜可常食茄子、油菜、慈姑、黑大豆、胡萝卜、黄豆、香菇、藕、黑木耳、竹笋、魔芋等；水产类有螃蟹、海参。对于非禁忌的人，可少量常饮葡萄酒、糯米甜酒，以促进血液流通，改善瘀血。醋亦可活血，能保护和软化血管，中老年人血瘀体质且有心脑血管疾病倾向者很适合饮用。

（李红）

88. 上火体质怎么饮食调

"上火"是民间俗语。所谓的"火"是形容身体内某些热性的症状，比如眼红口干、口舌生疮、心情烦躁、头面痘疹、牙痛咽痛、小便色黄、大便干燥等，从中医理论上来说属于热证范畴。当人体阴阳失衡，内火旺盛时就会上火，在气候干燥及连绵湿热天气时更易发生。"火"可分为实火、虚火两大类，再按照所属脏腑不同，可分为五脏火，其解决方法是"去火"，即中医的清热泻火。

心火亢，分虚实两种：虚火表现为低热、盗汗、心烦、口干等；实火表现为反复口腔溃疡、口干、小便短赤、心烦易怒等。实火可饮用莲子心茶：莲子心5g，栀子55g，加冰糖适量，水煎服。虚火宜用天王补心丹，或以生地黄、玄参、麦冬、五味子各5g代茶饮。

肺火亢，干咳无痰或痰少而黏、潮热盗汗、手足心热、失眠、舌红等。可食用猪肝汤：猪肝100g，菊花30g，共煮至肝熟后食用。

胃火亢，实火表现为上腹不适、口干口苦、大便干硬；虚火表现为饮食量少、便秘、腹胀、舌红、少苔。实火可食用绿豆汤：绿豆、粳米各100g，石膏粉20g，石膏先煎20分钟，取其清液加入粳米、绿豆煮粥食之。虚火者可用北沙参、麦冬、生地黄、玉竹、百合各5g代茶饮。

肝火亢，出现头痛、头晕、耳鸣、眼干、口苦口臭、两肋胀痛。可食用清炒苦瓜：苦瓜100g，葱姜蒜清炒服用。

肾火亢，出现头晕目眩、耳鸣耳聋、腰脊酸软、潮热盗汗、五心烦躁等。可食用清炖猪腰：猪腰1付，枸杞子、山萸肉各20g，砂锅清炖服用。

（孟一）

89. 立春吃什么样的春饼

立春吃春饼是中国民间立春饮食风俗之一，春饼是面粉烙制的薄饼，一般卷菜而食。宋《岁时广记》记载："立春日食萝菔、春饼、生菜，号春盘。"从宋代到明清，吃春饼之风日盛，且有了皇帝在立春向百官赏赐春盘春饼的记载。

立春，是四季之首。俗话说"一年之计在于春"，立春意味着万物复苏，春回大地。立春后人体内阳气开始升发，春季养生要顺应春天阳气生发、万物始生的特点，注意保护阳气，着眼于一个"生"字。饮食调养方面要考虑春季阳气初生，宜食辛甘发散之品，不宜食酸收之味。《黄帝内经·素问·藏气法时论》说："肝主春，肝苦急，急食甘以缓之，肝欲散，急食辛以散之，用辛补之，酸泻之。"在五脏与五味的关系中，酸味入肝，具收敛之性，不利于阳气的生发和肝气的疏泄，因此要忌食酸收之味。因为春天肝阳上亢，若吃酸性食物，易导致肝气旺盛。

因此在食用春饼时也应注意这点，多食用清爽绿色蔬菜，提升阳气出发，进而达到调养身体的目的。可适当多吃辛甘的蔬菜，如大葱、香菜、韭菜、芹菜、豌豆等。胡萝卜、菜花、白菜、青椒等新鲜蔬菜，也有提升阳气之效。

（孟一）

90. 惊蛰吃梨

"微雨众卉新，一雷惊蛰始。"惊蛰节气正处乍寒乍暖之际，这个时节的饮食养生应该遵循"养肝护脾"原则，多食用辛甘温补的食物，少食用大辛大热之物，以补养脾脏、培补脾土。

惊蛰节气历来有吃梨的习俗，寓意跟害虫分离，也在气候多变的春日，让疾病离身体远一点。梨有"生者清六腑之热，熟者滋五脏之阴"的说法，味甘汁多，有润肺止咳、滋阴清热之功效。梨还含有丰富的果酸、铁、维生素 A、维生素 C 等，特别适合此时食用。

我国地大物博，梨树品种繁多，种植广泛、不论山东的秋月梨，安徽的酥梨，辽宁的鸭梨，山西的黄梨，甘肃的冬果梨，四川的雪梨，浙江的翠冠梨，还是新疆的库尔勒香梨，都可以就地取材。

梨甘润，能扶脾以调和五脏，避免肝气过旺，可以生食，也可以炖煮、榨汁、烤食等。蒸梨，是传统的食疗补品，制法是把梨从蒂下三分之一处切下当盖，挖去梨心，掏空梨中间果肉切块，与川贝母粉、陈皮丝、冰糖屑一起装入梨内，再放进加入清水的蒸杯内，蒸 45 分钟即成。

（孟一）

91. 春分驴打滚

春分有两个意思；一是春分这天昼夜时间相等，二是春分这天是春季（立春至谷雨）90 天的一半，人体内也处于阴阳平衡的状态。此节气的饮食调养，应尽量选择能够保持机体功能协调平衡的膳食，禁忌偏热、偏寒、偏升、偏降的饮食，如在烹调鱼、虾、蟹等寒性食物时，原则上必佐以葱、姜、酒、醋类温性调料，以防止菜肴性寒偏凉，食后有损脾胃而引起脘腹不适之

老年人吃出健康好身体

弊。在食用韭菜、大蒜、木瓜等助阳类菜肴时常配以蛋类滋阴之品，以达到阴阳互补之目的。

春分讲究吃驴打滚，是因为这道小吃犹如驴儿在春季撒欢儿打滚，生机盎然，有祈福健康的寓意。驴打滚是传统的小吃，成品分为3种颜色，即黄色、白色以及红色。制作驴打滚的食材包括大黄米面、黄豆面、红豆沙、白糖、香油、桂花等，制作分为制坯、和馅、成型3道工序。因为驴打滚的口味甜美，热量比较高，大量食用是会发胖的，所以建议大家只是偶尔吃。平时养成良好的饮食习惯，避免暴饮暴食，三餐定时定量，这样既能享受美味，又不会发胖。

（孟一）

92. 清明吃馓子

清明处于春夏交替之时，正是冷暖空气交替相遇之际，天气、温度的变化相当大，时热时冷，人体容易感受湿邪。加上清明节是踏青扫墓、对亲人寄托哀思和伤感的传统祭祀节日，情绪波动较大，更要注重饮食保健。

李时珍在《本草纲目》中介绍，在古时候，清明前有个"寒食节"，不能生火，只能吃冷的食物，于是人们做了麻油馓子，称为"寒具"，食用、携带、收藏都很方便。随着时间的推移，清明逐渐与寒食合二为一，但是人们食用馓子的习俗仍然沿用至今。馓子逐渐成为一个非常有名的传统小吃，特别是在北京地区，是最受欢迎的传统小吃之一。它是采用大米以及糯米粉炸制而成的美食，制作的过程复杂，味道醇正，口感酥脆，食之让人情难自禁。大诗人苏东坡就特别喜欢吃馓子，曾做诗《寒具》以盛赞："纤手搓来玉数寻，碧油轻蘸嫩黄深，夜来春睡浓于酒，压褊佳人缠臂金。"

馓子因过油而金黄酥脆，寓意着红红火火，日子越过越好。另外，馓子外形看起来特别像蝴蝶的样子，所以也寓意着展翅高飞，节节登高。

（孟一）

93. 立夏吃面

立夏吃面的习俗可以追溯到晋代。那时，人们吃面既纪念北方麦收后的喜庆，又寓意来年风调雨顺、五谷丰登。俗语说"入夏面新上天"，寓意立夏吃面可强健体魄，为人们带来好运，故而人们自古就对面食钟爱有加。

虽然面作为一种日常美食已经走入了千家万户，但是其实它还有一些特点并不为我们所熟知。其一，吃面条并不容易囤积脂肪。因为每 100g 煮熟的面条中仅含有 0.6g 脂肪，在获得同等的能量的同时，面条提供更少的脂肪。其二，越筋道的面越有营养。一般来说，越筋道的面含有越多的蛋白质，从而越有营养。第三，原汤化原食。淀粉类食物在烹饪时，表面的淀粉会散落到汤中，当加热到 100℃时，淀粉颗粒会分解成糊精，能帮助消化食物。另外，面汤能让身体吸收丰富的消化酶，可以加快肠胃中消化液的分泌，还能促进肠胃蠕动，有效提高肠胃的消化功能。面汤的主要原料是面粉，而面粉中水溶性 B 族维生素的含量特别高，可以弥补人体 B 族维生素的缺乏，所以在吃面条的同时不要忘了面条汤。

最后，面条其实更适合中午吃。面条不但可以为人体提供足

老年人吃出健康好身体

够的能量，产生较强的饱腹感，而且硬质小麦含有 B 族维生素对脑细胞有一定的刺激作用。

（孟一）

94. 小满吃苦菜

小满的意思是大麦、冬小麦等籽粒渐渐长大，但尚未饱满，所以叫小满。在古代不同的时节都曾有"食草"的风俗，也就是吃野菜，而小满作为青黄不接的最后一刻，吃的是"苦菜"。古谣称："春风吹，苦菜长，荒滩野地是粮仓。"这里说的苦菜，并不是所有具有苦味的菜，而是特指苦苣菜，又名苦荬菜，属菊科苦苣菜属，系一二年生草本蔬菜，有清热解毒、凉血止血、祛湿降压的功效。苦菜在春秋两季都可以采摘，人称"采苦"。小满过后，炎夏即将到来，吃苦菜有迎夏祛病的意思。李时珍将苦菜称之为"天香菜"，《本草纲目》引《洞天保生录》称："夏三月宜食苦，能益心和血通气也。"

苦菜的营养价值比较高，含蛋白质、糖、膳食纤维，钙、磷、锌、铜、铁、锰等矿物元素，以及维生素 B_1、维生素 B_2、维生素 C、胡萝卜素、烟酸等，此外还含有胆碱、酒石酸、苦味素等化学物质。苦菜能清热、凉血、解毒，对急性黄疸性肝炎、细菌性痢疾、慢性支气管炎、口腔炎、胆囊炎以及急慢性盆腔炎等都有一定的疗效。用它外敷，还可治刀伤、烧伤、蜂蜇、蛇蝎咬伤与疮疖肿痛等。

（孟一）

95. 芒种吃鸭肉

芒种是夏季节气，北方开始潮湿闷热，江南地区则进入梅雨季节，高温天气频发，湿度大且多闷热。人们在此天气下，易干燥上火甚至中暑，在饮食上宜以清淡、祛暑湿的食物为主，还要注意补养脾胃。

鸭肉味美、滋补，是一道美味菜肴，且营养价值丰富，夏季首选肉类非鸭肉莫属。鸭肉蛋白质含量高，脂肪含量适中且分布均匀，因其脂肪酸熔点低，故而容易消化。其所含 B 族维生素和维生素 E 也较其他肉类多，丰富的 B 族维生素能有效抵抗脚气病、神经炎等。因鸭肉中含有较为丰富的烟酸，而烟酸是构成人体重要辅酶的成分之一，故而对心脏疾病患者可以起到很好的保护作用。

中医学认为鸭肉性寒，味甘、咸，入肺胃肾经，属凉性食物，可以有效地改善人体燥气，能补虚劳、养胃、生津、补肾，具有除痨热骨蒸、消水肿、止咳化痰的功效。凡体内湿热、虚火过重的人都可食用鸭肉，尤其适用于身体虚弱、食欲缺乏、病后体虚、发热、便秘、水肿之人。但鸭肉毕竟偏寒，素体虚寒、脾胃虚弱者慎用，女性痛经者和感冒患者不宜食用。

（于志丹）

96. 夏至吃凉面

夏至时节气温偏高，时有雨水，湿度大，人体容易疲惫、精神萎靡，脾胃受湿所困，食欲下降。故在此炎热天气下，食用生

老年人吃出健康好身体

冷、清淡之物可以降火开胃，生津止渴，但要注意补养，不至于因寒凉而损害脾胃健康。

民间有"冬至饺子夏至面"的说法。夏至后，北半球各地的白昼逐渐变短，故有"吃过夏至面，一天短一线"的说法。按照老北京的风俗习惯，每到夏至节气则大啖生菜、凉面。凉面也称"过水面"，古称为"冷淘"。凉面的主要食材有面条、蔬菜，配料有辣椒油、盐、味精等，是一种营养价值丰富的食物。凉面中碳水化合物丰富，可以提供足够的能量，此外还含有丰富的蛋白质、脂肪、维生素E、钠、钾、钙、铁、磷、镁等矿物质，能促进消化吸收，改善平衡营养，可以养心益肾、健脾润肠。常见的有北京麻酱凉面、四川红油鸡丝凉面、广东鸡蛋凉面、甘肃牛肉凉面、湖北炸酱凉面等。但凉面偏凉，所以老年人、产妇、脾胃虚寒者还是少吃为好。

（于志丹）

97. 小暑吃饺子

暑，是炎热的意思，小暑为小热，民间有"小暑大暑，上蒸下煮"之说。小暑后即伏天开始，三伏天是一年中气温最高，气候潮湿闷热的时段。三伏天天气炎热，人体精力损耗大，精神萎靡，食欲减退，很多人出现饮食量下降的情况，进而体型较之前消瘦，俗称"苦夏"。

北方有"头伏饺子二伏面，三伏烙饼摊鸡蛋"的说法。因我国小麦丰收正是伏天，故传统习俗里，人们用新白面包饺子，开胃解馋，补充能量。饺子源于东汉，为医圣张仲景首创，当时以药材入馅，治疗冻疮，后经后人改良，成为中国人餐桌上不可缺少的佳肴。饺子皮薄馅嫩，可以蒸、煮、烙、煎、炸等。馅料有荤素之分，常见荤馅有三鲜、虾仁、鱼肉、猪肉、牛肉、羊肉等，素馅以各种蔬菜为主，馅料多样、味道鲜美、百食不厌。饺子多以蒸煮法为主，营养丢失少，因此营养丰富，可以很好地补充能量，平衡营养。而且，饺子形似元宝，象征福气、聚宝，很符合中国传统美食文化内涵，是中国人餐桌不可缺少的一道美食。

（于志丹）

98. 大暑吃凉菜

大暑是夏季最后一个节气，也是一年中阳光最猛烈、最炎热的时节，湿气也最重，暴雨、高温频繁出现。此时，人体肠胃受外界影响，容易出现消化功能下降的情况，故保健以防暑祛湿为主。饮食当以清淡为主，多食用清热利湿、健脾补气的食物，不可多食肥甘厚腻、辛辣、煎炸食物。

凉菜又称冷盘，一般挑选新鲜蔬菜，加葱、蒜、姜末和醋调味杀菌消毒。凉菜味道鲜美、爽口不腻、色泽艳丽。因凉菜在制作时不使用高温蒸煮炒炸，故能够最大限度保存菜里面的营养，含有较多的维生素、果酸以及铁、磷等矿物质，营养平衡且较为丰富。因其少油腻、清淡爽口，可以提高食欲、开胃下饭，特别适合夏季食欲减退或肥胖有减重需求的人群等。

但是，老年人脾胃虚弱，有腹痛腹泻、胃寒者当少吃。而且夏季天气炎热，细菌、微生物繁殖迅速，消化道传染病流行。凉拌菜以生鲜蔬菜为主，未经过高温加热，容易造成细菌感染。因

老年人吃出健康好身体

此，要注意饮食卫生，在制作的过程中蔬菜一定要多冲洗，刀具、案板也应经常冲烫消毒。

（于志丹）

99. 立秋贴秋膘

古时有"四立"的说法，立秋是秋季的开始，民间有祭祀神明，庆丰收的习俗，还有"贴秋膘""咬秋"等习俗。立秋后阳极转阴，由阳盛逐渐向阴盛转变。夏季暑气炎热，容易伤阴耗气。《黄帝内经》中强调春夏养阳，秋冬养阴，故秋冬适量进补，养阴之收藏，可以恢复和调节人体各脏器功能。民间"贴秋膘"一说，正是应合此道。

秋季主气为燥邪，故以润燥为主，可以吃些寒凉清润、生津养阴的食品；且秋季与肺相应，宜多吃润肺生津的食品；应少食辛辣、油腻、煎炸食品，防止上火和消化不良。

中医学认为，虚则补之。贴秋膘，顾名思义，以补为主，但要分清虚实、寒热，忌过度、盲目进补。任何补药服用过量都有害，对症下药才能补益身体。非虚者盲目进补不但不能起到恢复机体功能作用，反而会导致机体阴阳失调，伤害身体。故秋膘慎补，进补之前当调整脾胃，提前给脾胃一个适应期，否则突然食用大量补品，会骤然加重脾胃负担，导致消化功能紊乱。进补以平补为主，可适量加用百合、西红柿、莲子、山药等平补脾胃，以合阴阳。

（于志丹）

100. 秋分吃汤圆

秋分除了指平分昼夜外，还指平分秋季，此日后，白昼渐短，黑夜更长。秋分后因为气温逐渐下降，寒气渐重，身体所需热量增加，所以中医有秋季进补的说法，爱好美食的古代人民多进食温补之物以补养身体。中医认为，甘味入脾，味甘的食物如汤圆，有"缓滞"作用，可健脾开胃、补虚养血，故颇为推崇，民间亦有秋分吃汤圆的习俗。

汤圆，别称"汤团"，起源于宋朝，由糯米粉制作而成，含有脂肪、碳水化合物、钙、铁、维生素 B_2 等多种营养成分，可以给身体补充能量。其味道香甜，口感软糯，且经过多年改良，馅料多样，各地人们按照自己的喜好加入不同的食材，包括芝麻、核桃、花生等，再加上植物油，营养价值丰富。

热滚滚、香喷喷的汤圆总让人忍不住想要大咬一口。但汤圆所含糯米黏滞、难化，适量食用可以补充能量，过食反而容易引起消化不良，减缓肠胃蠕动。且汤圆所含油脂、热量不低，对于糖尿病、超重、高脂血症、痛风的患者来说不可多食，以免加重病情。

（于志丹）

101. 寒露吃花糕

寒露后，冷空气南下，昼夜温差加大，昼暖夜凉，气温下降明显，人们本能地喜温喜热。根据传统习俗，适量进补，可以提

老年人吃出健康好身体

高身体免疫力，以抵御严寒侵袭。

糕与高读音相近，重阳有登高习俗，寓意"步步高升"，因寒露节气与重阳节相近，故民间有寒露吃花糕的说法，尤其盛行于江浙沪地区。花糕常见"糙花糕""细花糕""金钱花糕"。花糕多用米粉、果料作原料，制法各地有所差异，主要有烙、蒸两种，加上配料如豆沙、猪油、果仁等，碳水化合物和脂肪的含量较高，是一种高热量、高油脂的食物。人们在品尝美味之时，也应控制总量，尤其是有胃病、胰腺炎和胃肠功能虚弱的人群，应少吃、慎吃或不吃高糖高脂的食物，肥胖者也尽量不要吃。此外，这类食物对于糖尿病、高脂血症、冠心病患者也不友好，须慎重食用。当然，花糕也并非完全不能吃，可以根据自己的情况，选择适合自己的花糕。如高脂血症、冠心病患者可以选择不含猪油、脂肪含量少、清淡的重阳糕，这样既品尝了美味又不加重病情，食乐相宜。

（于志丹）

102. 立冬补冬

《月令七十二候集解》中说："立，建始也。"立冬代表着冬季开始。中医认为一年四季对应着春生、夏长、秋收、冬藏。"冬，终也，万物收藏也"，意思是冬天来了，要将秋收的粮食收藏起来，像青蛙、蛇一类的动物此时已经吃饱喝足冬眠了，天人合一，对应人也一样。冬天天气寒冷，可以适当进补以提高御寒能力。根据"春夏养阳""秋冬养阴"和"黑入肾""咸入肾"的原则，冬季可以适量多吃黑色食物，如黑木耳、黑豆、桑椹、黑芝麻、黑枸杞、核桃、大枣、牛羊肉、鸡肉、鱼肉、腊肉、黄酒等偏温热性的食物，也可以配合艾灸足三里、中脘等穴以温阳散寒。

我国古代是一个农耕社会，很多人经常吃不饱肚子，所以有谚语"立冬补冬，补嘴空""冬令进补，春天打虎"，即在立冬这天，各地都有很多与美食相关的传统习俗，比如吃羊蝎子、吃饺子、酿米酒、吃腊肉、吃板鸭、吃生葱等。而各地统一的，便是在立冬这天杀鸡宰羊，或以其他营养品进补。

当然，中医讲究辨证论治，虚则补之，实则泻之。现代人早已解决温饱问题，一味地盲目进补也是不可取的，凡事皆有度，吃多了反而腹胀不消化，也会难受。

（刘海华）

103. 冬至吃饺子

自古以来，冬至被人们称作"亚岁"，有"冬至大如年"的说法。至，极也。冬至为一年当中白天最短，夜晚最长的时候，即一年之中阳气最弱、阴气最盛的时候，同时也是阴阳转化，阳气开始生发的关键时刻，正所谓"冬至一阳生，夏至一阴生"。所以在这个阴阳转化的关键时刻，要特别固护人体的稚阳，顺应人体阳气的潜藏，以敛阳护阴。

冬至饮食以健脾补肾，固充阳气为主。牛肉饺子、韭菜鸡蛋饺子、羊肉大葱饺子就成为北方的首选食物，据说冬至的饺子还是一味药膳呢。传说医圣张仲景在长沙做官，告老还乡时正好赶上冬至，寒风刺骨，他看到许多百姓的耳朵都冻烂了，心里很难

老年人吃出健康好身体

受。于是张仲景就专门制作了一个可以御寒的食疗方子，即用羊肉、大葱、生姜和一些祛寒药物粉末，如八角、肉桂、小茴香粉末做调料，包在面皮里，做成类似耳朵的形状，起名为"祛寒娇耳汤"，煮熟了分给百姓吃，一人一碗热汤加两个"娇耳"。人们吃了"娇耳"汤，浑身发暖，两耳生热，耳朵冻伤也好了，于是每年冬至这天都有吃饺子的习俗。

（刘海华）

104. 小寒腊八粥

俗话说："小寒大寒，冷作一团，腊七腊八，冻死旱鸭。"小寒节气是一年中最寒冷的时节，最容易伤人脾肾阳气，导致消化不良、关节痛，常喝热粥以扶阳气，故每年农历腊月初八小寒节气时都有喝腊八粥、做腊八蒜的习俗。《黄帝内经》中说："五谷为养，五畜为益，五果为助，五菜为充。"腊八粥就是养人的五谷，常喝可以健脾养胃、润肺补肾、扶助阳气，以增强人体御寒能力。古人认为小寒时节吃腊八粥最养生，腊八粥可以喝到过年。

腊八粥，又称"七宝五味粥""佛粥"，食材包括大米、小米、玉米、薏米、红枣、莲子、花生、桂圆和各种豆类（如红豆、绿豆、黄豆、黑豆、芸豆等），爱吃甜食的人也可以加入葡萄干、枸杞、板栗、红糖以增加甜味。当然，这里还得提醒一下，腊八粥虽好，但对血糖高的人来说就不适合了。

（刘海华）

105. 大寒八宝饭

"大寒年年有，不在三九在四九。"大寒，顾名思义，天气十分寒冷，寒邪易伤阳气，此时出门一定要戴好帽子、手套、围巾，穿上大衣外套、羽绒服等，以防寒保暖。

除了穿暖，饮食上也需要"食暖"。俗话说："过了大寒便是年。"大寒节气后，人们都开始准备年货，腌制腊味年肴，准备过年，所以又有"大寒迎年"的风俗，分别是"食糯""纵饮""做牙""扫尘""糊窗""蒸供""赶婚""趁墟""洗浴""贴年红"。其中，"食糯"就是大寒八宝饭。它是由糯米 100g、大米 100g、赤小豆 50g、薏米 50g、莲子 20g、枸杞 20g、桂圆肉 20g、大枣 50g，8 种食材制作而成，可养胃补气、补充阳气，提高人体的御寒能力。所以大寒节气可不能节食减肥，应该吃暖穿暖，以抵御寒气。

万一受寒了也别着急，可以采用艾叶、伸筋草、透骨草、羌活等温经散寒的中药熬水泡脚以散寒，也可以艾灸中脘、神阙、命门、大椎、肺俞等穴以驱散寒邪。当然，病情较重的还可以配合中药综合治疗。

（刘海华）

106. 五谷为养，五谷如何养五脏

《黄帝内经》作为我国最早的一部医学著作，给我们提供了最早而且最全面的饮食指南。《黄帝内经·素问·藏气法时论》

老年人吃出健康好身体

中说："五谷为养，五果为助，五畜为益，五菜为充。"

为什么中医特别强调"五谷为养"，且称五谷为主食？五谷，顾名思义，是5种植物的种子，种子是植物的精华。主食，顾名思义，饮食是以五谷为主的。很多人因为没有学习了解古人的智慧经验，为了减肥经常不吃主食，只吃西红柿、香蕉等蔬菜、水果，这是不对的。因为水果多偏凉，吃得越多，身体寒湿更重，反而更胖了。根据能量守恒定律和生物学原理，我们知道五谷消化吸收转化成自身精微物质的速度是最快的，而其他食物的消化吸收还需要消耗自身的能量，所以吃五谷等植物种子是最养人的，故称"五谷为养"。

那五谷是如何养五脏的呢？中医认为麦补肝、黍（黄米）补心、粟（小米）补脾、稻补肺、菽（豆子）补肾。肝气虚时，要多吃麦，尤其是莜麦。在内蒙古和晋北，人们爱吃莜面、黄米糕，能抵御当地的严寒和风寒，这就是我们常说的"一方水土养一方人"。而肝火旺的人应该吃荞麦。荞麦偏寒，体质偏寒的人经常将荞麦和羊汤配着吃，一凉一温，吃了才不会拉肚子。

心气虚时，要多吃黍，即黄米。心火旺、失眠的人，应该吃些苦的东西以泻心火，比如绿茶、苦瓜、卤水豆腐等。

脾气虚，要多吃粟，即小米。最容易被人体消化、吸收的五谷就是小米。小米偏温，中医认为人是恒温动物，偏温的东西对人体好，甚至胃寒的人也可以把小米炒熟了煮粥喝。孕妇产后喝的小米粥，还要把小米上面的米精、米油熬出来，那是最养人的。

水稻偏寒，肺气虚时，要多吃稻米。肝火旺、血压特别高，属于实火的人应该吃稻子，中医认为金克木，吃补肺的水稻可以克制肝火。常见的稻米包括：粳米、糯米、糙米。粳米，又称晚稻，得秋天之气最重。中医有个清热的白虎汤，里面就需要用到粳米，取的是夕阳西下，热量消减的趋势。中医认为"白虎"代表西方，对应秋天凉爽干燥之气，以白虎命名，形容本方解热作用迅速，就像秋季凉爽干燥的气息降临大地一样，一扫炎暑湿热之气。糯米特别黏，蛋白质含量高，淀粉含量低，稻米越糯，口感越好，现在客家人还保留着油炸糯米果的习俗，但糯米不好消化。糙米，是带糠的、放在水里还能发芽的稻米。现在的人其实很有必要吃点儿糙米，因为我们吃了太多的精米，以至于很多人的胃越来越娇弱。

肾气虚时，要多吃菽，即豆子，比如豆浆、豆腐脑、豆腐、腐竹等豆制品。

（刘海华）

107. 五果为助，五果如何助身体

《黄帝内经·素问》篇中有"五果为助"一说，其中"果助"二字意为不以之为主，即不能把水果当主食。正如李时珍所言，五果"辅助粮食，以养民生"。水果多以酸、甘、寒为主，偏凉、偏泻，吃完五谷、五畜后吃点水果，助消化泻热。为了减肥通便全吃水果不吃主食是不对的，水果不能多吃，而且最好吃应季水果。

五果是桃、李、杏、栗、枣5种水果的合称。根据《黄帝内经·素问·宣明五气》"酸入肝、辛入肺、苦入心、咸入肾、甘入脾"，五果对应的五脏分别为：李应肝、杏应心、枣应脾、桃

应肺、栗应肾，下面分别介绍五果是如何助养五脏的。

李：东方对应木，对应肝，因此李也被称为"东方之果"。李子味酸甘甜，有助消化的功能，可生吃或制成果酱。李子汁可以酿成李子酒。

杏：杏的药用价值很广泛。唐代药王孙思邈称杏为"心之果"，其性热，有润肺定喘、生津止渴之功，患有心病的人适宜食用，不过食量过多也有弊端，会损伤筋骨。食用曝晒后的杏脯，能够止渴、去冷热毒。杏的果仁也称杏仁，是一味中药，有润肺平喘、消积食、疏散滞气的功能。民谚云："端午吃个杏，到老没有病。"但忌讳多吃，有"桃养人，杏伤人，李子树下埋死人"之说。《本草衍义》说："小儿尤不可食，多食致疮痈及上膈热"，杏和李子吃多了，拉肚子、呕吐、发热的人比比皆是。

桃：桃富含果胶，有通便、预防和治疗便秘的功效。其果仁称桃仁，味甘酸，性微温，具有补气养血、养阴生津、止咳杀虫等功效。《神农本草经》上有"桃核仁味苦、平。主瘀血血闭，症瘕邪气，杀小虫"之功效的记载。桃仁对治疗肺病有独特功效，唐代名医孙思邈称桃仁为"肺之果，肺病宜食之"。

栗：孙思邈认为："栗，肾之果也，肾病宜食之。"《本草纲目》说栗子可以治疗筋骨损伤所致的肿痛瘀血、肾虚、腰脚软弱无力。栗子性温，对虚寒体质的人亦有很大的疗效。栗子可以煮、烤、炒等多种方法食用，也可磨成粉做面包、糕点的原料。在北方，有糖炒栗子的习俗。

枣：枣为脾之果，营养丰富，富含铁元素和维生素，成熟后褐红色，有健脾补血的功效，所以气血亏虚的人应经常吃枣，可鲜食也可制成干果或蜜饯果脯、煮粥或制成枣糕、红枣酒等。

（刘海华）

108. 五畜为益，五畜如何益精气

狭义的五畜，就是羊、鸡、牛、马、猪5种家养的动物，和五谷一样，也分别对应人的肝、心、脾、肺、肾。"五畜为益"指的是食用五畜的肉可以补益精血，是对五谷的补充，有锦上添花的作用，而且可以使人的七情六欲宣泄和得到满足，使人显得更有激情和活力。但吃肉太多容易出现上火症状，如长痘、疮疡、狐臭、脚气、性欲亢进，甚至影响心智，出现烦躁、易激惹、失眠、焦虑等。所以五谷为主食，五畜为益，荤素搭配最佳比例为1:5，但当人气血亏虚严重到一定程度，就要用一些血肉有情之品去挽救危亡。中医把动物药如阿胶、鹿角胶、蕲蛇、鹿茸、地龙、蜈蚣、全蝎等称为血肉有情之品。

羊肉性温热，有补益肝胆气血的功效，能够治疗肝血虚寒的病症。羊肉可以做涮羊肉，加上香油、蒜、芝麻酱、韭菜花等香料，有去膻开胃的作用，也可以加入八角、花椒、肉桂、香叶等炖羊肉，还有烤羊肉、羊肉串等。《本草纲目》中说："羊肉能暖中补虚，补中益气，开胃健身，益肾气，养胆明目，治虚劳寒冷，五劳七伤。"尤其是北京冬天大家常吃的羊蝎子，对于体质虚寒的人来说可以提高冬季御寒能力。

比羊肉更热的，就是鸡肉。鸡为飞禽类，具有风火、温热之性，入心或心包经，能温补心经气血，善于治疗心气、心血不足

老年人吃出健康好身体

的虚损病症。心肝火旺之人吃完鸡肉，很容易出现兴奋、燥热，甚至流鼻血、咽痛、发热、早醒等症状。古人常炖鸡汤作为妇女产后调补的首选，对治疗产后抑郁有很好的帮助。青壮年男士、儿童和青少年体质偏热者就不太适合吃鸡肉。

牛肉甘平、偏温，入脾经，有健脾补气的功效。《千金食治》有："止唾涎出。"但是牛肉不好消化，因此常选嫩牛肉，或者用慢火把牛肉炖烂了吃，如嫩牛排、酱牛肉、牛蹄筋等。在中原一带，对于脾胃虚弱、气血不足的人来说，最常见的就是吃面条、小米粥或喝牛肉汤。

入肺的五畜是马肉，因为马肉不好吃，所以现代人很少吃马肉。在这里给大家推荐一个入肺且经常吃的肉类——鸭肉。鸭是水禽，所以鸭肉性偏寒凉。鸭肉最经典且健康的吃法，就是烤鸭。烤鸭正好中和了鸭子的寒性，吃起来最香，且容易消化。吃烤鸭的时候，还可用白面做饼，卷着鸭肉和葱丝、萝卜丝，蘸甜面酱吃，当然也可以做成啤酒鸭、腊板鸭等。

五畜之首——猪，又名豕或豚，汉字"家"字就是房屋中有猪，可见中华民族是以猪肉作为荤食的主体。猪为五畜之首，性寒，入肾、膀胱经，能滋阴润燥、填精益髓。"肾畜彘"说的就是补肾补脑最好的肉是黑猪肉。《伤寒论》中有个猪肤汤，有滋阴润燥的功效，可以改善口干、咽干、眼干、皮肤干燥等，适合阴虚燥热体质的人。北方冬天天气干燥的时候尤其适合喝猪蹄汤。但猪肉性寒，吃多了不容易消化，容易导致痰湿，加重发胖。

《黄帝内经·素问·藏气法时论》提出了"五谷为养，五果为助，五畜为益，五菜为充，气味合而服之，以补精益气"的膳食配伍原则。古代的五菜是指葵、韭、藿、薤、葱。《灵枢·五味》说："葵甘、韭酸、藿咸、薤苦、葱辛。"五菜是从性味的角度列举蔬菜的代表，泛指各种蔬菜。蔬菜种类繁多，现代营养学依食用部分将其分为根菜类、茎菜类、叶菜类、花菜类、瓜菜类、茄果类、菌藻类及杂菜类，上文多有述及，不再赘述。

（刘海华）

老年人吃出健康好身体

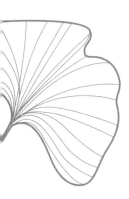

图书在版编目（CIP）数据

老年人吃出健康好身体 / 北京老年医院组织编写；
李方玲主编. --北京：人民卫生出版社，2023.9
（相约老年健康科普丛书）
ISBN 978-7-117-35264-2

Ⅰ.①老… Ⅱ.①北… ②李… Ⅲ.①老年人—饮食
营养学—普及读物 Ⅳ.①R153.3-49

中国国家版本馆CIP数据核字（2023）第181670号

人卫智网	www.ipmph.com	医学教育、学术、考试、健康，
		购书智慧智能综合服务平台
人卫官网	www.pmph.com	人卫官方资讯发布平台

相约老年健康科普丛书
老年人吃出健康好身体
Xiangyue Laonian Jiankang Kepu Congshu
Laonianren Chichu Jiankang Haoshenti

组织编写：北京老年医院
主　　编：李方玲
出版发行：人民卫生出版社（中继线010-59780011）
地　　址：北京市朝阳区潘家园南里19号
邮　　编：100021
E - mail：pmph @ pmph.com
购书热线：010-59787592　010-59787584　010-65264830
印　　刷：北京盛通印刷股份有限公司
经　　销：新华书店
开　　本：787×1092　1/16　印张：9
字　　数：101千字
版　　次：2023年9月第1版
印　　次：2023年10月第1次印刷
标准书号：ISBN　978-7-117-35264-2
定　　价：49.00元
打击盗版举报电话：**010-59787491**　**E-mail：WQ @ pmph.com**
质量问题联系电话：**010-59787234**　**E-mail：zhiliang @ pmph.com**
数字融合服务电话：**4001118166**　**E-mail：zengzhi @ pmph.com**